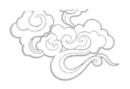

特应性皮炎中西医特色治疗

主　编　陈志伟　许　洁

上海科学技术出版社

内 容 提 要

　　本书通过广泛收集及整理近年来国内外特应性皮炎基础及临床研究的最新文献资料,结合作者丰富的临床实践经验,论述了特应性皮炎的流行病学、病因病机、临床表现、实验室检查、诊断、鉴别诊断等,详细介绍了特应性皮炎的中西医治疗等内容。治疗方面,突出西医注重控制病情、缓解症状,中医重视整体论治、强调治本的不同特点。中西医具体的治疗方法在本书中均有体现,同时收纳了生物制剂、小分子制剂及外用磷酸酯酶抑制剂等特应性皮炎治疗热点内容,精选了特应性皮炎名老中医的治疗经验与医案等。

　　本书内容新颖、全面,临床实用性突出,适合皮肤科医师阅读,也适合相关专业本科生、研究生学习参考。

图书在版编目（ＣＩＰ）数据

　　特应性皮炎中西医特色治疗 / 陈志伟，许洁主编
. -- 上海：上海科学技术出版社，2023.6
　　ISBN 978-7-5478-6188-2

　　Ⅰ. ①特… Ⅱ. ①陈… ②许… Ⅲ. ①特应性皮炎—中西医结合疗法 Ⅳ. ①R758.290.5

　　中国国家版本馆CIP数据核字(2023)第085074号

特应性皮炎中西医特色治疗

主编　陈志伟　许　洁

上海世纪出版(集团)有限公司
上 海 科 学 技 术 出 版 社　出版、发行
(上海市闵行区号景路 159 弄 A 座 9F-10F)
邮政编码 201101　　www.sstp.cn
上海新华印刷有限公司印刷
开本 787×1092　1/16　印张 12.75　插页 4
字数 200 千字
2023 年 6 月第 1 版　2023 年 6 月第 1 次印刷
ISBN 978 - 7 - 5478 - 6188 - 2/R·2767
定价：78.00 元

主编简介

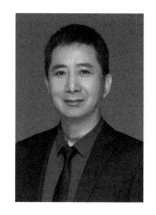

　　陈志伟，教授，主任医师，硕士研究生导师，浙江省名中医，浙江省重点专科带头人。曾任温州市中西医结合医院皮肤科主任，兼任中华中医药学会中医美容分会常委、中华中医药学会皮肤科分会委员、浙江省中医药学会皮肤科分会副主任委员、浙江省中医药学会外科分会常委、温州市中西医结合学会皮肤性病专业委员会名誉主任委员、温州市中医药学会中医美容分会主任委员，《中国中西医结合皮肤性病学杂志》《温州医科大学学报》特约审稿人。

　　临床擅长痤疮、黄褐斑、面部皮炎、慢性荨麻疹、银屑病、特应性皮炎等的中西医结合治疗，对中医美容美肤有丰富的经验。提出"就近出邪，外治当先"的学术观点，注重运用中医外治疗法。主编专著《古今皮肤病辨治精要》《外阴肛周皮肤病中西医特色治疗》《痤疮中西医特色治疗》3 部，参与编写著作 5 部。主持或参与各级科研项目 10 余项，发表学术论文 30 余篇，其中 SCI 论文 5 篇。

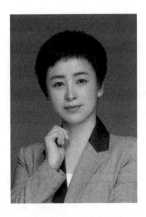

　　许洁，主任医师，硕士研究生学历，温州市中西医结合医院皮肤科主任。兼任中国民族医药学会皮肤分会理事、浙江省中西医结合学会皮肤性病委员会常务委员、浙江省中医药学会中医美容分会副主任委员、温州市中西医结合学会皮肤性病专业委员会主任委员、温州市医学会皮肤病学分会副主任委员。

　　从事皮肤病、性病临床工作 20 余年，擅长脱发、白癜风、痤疮、特应性皮炎及损容性皮肤病的诊治。2015 年获温州市科学技术进步奖三等奖。主编《皮肤性病常见症状鉴别》，担任《痤疮中西医特色治疗》副主编。在国内外核心期刊发表论文 20 余篇，其中 SCI 论文 6 篇。

编写委员会

主　编

陈志伟　许　洁

副主编

汪　洋　林晓琼　沈淑蓉　王萧枫　徐海滨

编　委

（按姓氏笔画排序）

王萧枫　王锦慧　朱文政　许　洁　李嫦嫦

李耀耀　佟冬青　余　其　汪　洋　沈淑蓉

张　珊　张亚男　陆玲玲　陈宇驰　陈志伟

陈信春　林乐乐　林晓琼　周翘楚　郑文球

赵小迎　徐海滨

序　言

过敏性疾病目前已被世界卫生组织列为 21 世纪重点防治的三大疾病之一。特应性皮炎作为过敏性皮肤病中的典型代表,具有病程缓慢、反复发作、迁延不愈、瘙痒剧烈等特征。近 20 年,随着我国现代化、工业化的进步,人们生活方式的改变等,特应性皮炎的发病率迅速攀升,严重影响患者及其家庭的生活质量。如何发挥中、西医各自的优势,对特应性皮炎进行有效诊治,是中西医皮肤病工作者应该关注的问题。西医作用明确,起效快速;中医扶正祛邪,治病于本。两者优势互补,内外治联合,可标本兼治,大大提升治疗效果,并能预防复发。

由温州市中西医结合医院陈志伟主任医师牵头,组织多年从事中西医皮肤科临床的工作者,编写了《特应性皮炎中西医特色治疗》一书。他们广泛收集及整理了大量文献资料,结合自身丰富的临床实践经验与体会,对特应性皮炎的中西医诊疗做了较全面、系统的论述。该书图文并茂,深入浅出,实用性强,有较强的学术与临床价值,相信将促进皮肤科同仁加深对本病的认识,增强其临床诊疗能力。书中收录的中西医多种治疗方法对提高疗效,以及加强防治起到了积极的推动作用。值此《特应性皮炎中西医特色治疗》付梓之际,谨以为序,以表贺意。

上海市皮肤病医院　**李斌**

2022 年 12 月 30 日

前　言

近年来,随着全球工业化进程的加速、人们生活方式的改变以及空气污染、气候环境等诸多因素的影响,罹患过敏性疾病的人群呈现明显增长的趋势。特应性皮炎作为一种慢性、易复发,伴剧烈瘙痒,并可能启动"过敏进程",进展为其他过敏性疾病的皮肤病,受到了极大的关注。对特应性皮炎的诊治,西医注重控制皮疹,缓解瘙痒,中医重视整体现象,强调辨证论治。两者各有优势,如能取长补短,优势互补,将能提高特应性皮炎的治疗效果。

皮肤科临床医生采用中西医结合治疗各种皮肤病,已取得了很好的疗效。但目前系统介绍中西医结合诊治特应性皮炎的专著较少,致使部分临床医生采用中西医结合治疗特应性皮炎时存在着诊治不精确、方法简单及药物运用不当等诸多问题。而且,随着近年来对特应性皮炎认识的不断深入、新药的应用,有必要系统总结特应性皮炎的相关知识,以更好地应对过敏性疾病这一全球性的公共卫生问题。

为此,我们产生了编写一部能融合中西医治疗特色、符合时代发展需求、面向临床实际的实用型中西医结合诊疗特应性皮炎图书的想法。经过数十位中西医临床专家的共同努力,广泛收集国内外最新文献资料,立足于特应性皮炎基础和临床研究进展,结合各位专家的中西医特色临床诊治体会,编写了《特应性皮炎中西医特色治疗》一书,奉献给大家。

本书共分为 11 章,从中医、西医两个角度对特应性皮炎进行了系统的整理。西医学内容包括疾病的流行病学、发病机制、临床表现、诊断标准、鉴别诊断、辅助检查、预防与调护、药物及物理治疗、最新进展等；中医学内容包括古代及现代对本病的认识、病因病机的阐述、中医药特色疗法、日常饮食宜忌等，同时选取部分医家的治疗经验与案例以供参考借鉴。本书适合皮肤科医师阅读，也适合相关专业学生学习参考。

本书在编写过程中得到了主编所在的温州市中西医结合医院有关领导的大力支持，在此深表谢意！同时对参与编写本书的各位编著者的辛勤工作表示衷心感谢！本书参阅了国内外中西医有关文献及近年来发表的新认识、新经验和新方法，在此向原作者表示敬意和谢忱！

非常感谢上海市皮肤病医院院长、上海市中医药研究院皮肤病研究所所长李斌教授在百忙中欣然作序！

由于我们水平有限，本书虽经多轮修改，仍难免有疏漏甚至错误之处，恳请各位同道及读者不吝批评指正。

陈志伟　许　洁

2022 年 12 月

目　录

第一章

概述与流行病学　　　　　　　　　　　　　　　　　　　　1

第一节　概述 / 1
　　一、中西医对特应性皮炎认识的进展 / 1
　　二、特应性皮炎与过敏进程 / 2
第二节　特应性皮炎的流行病学 / 3
　　一、流行特征 / 3
　　二、危险因素 / 5

第二章

特应性皮炎的病因病机　　　　　　　　　　　　　　　　　11

第一节　中医对特应性皮炎的认识 / 11
　　一、古代中医对特应性皮炎的认识 / 11
　　二、现代中医对特应性皮炎的认识 / 13
第二节　西医对特应性皮炎的认识 / 14
　　一、病因 / 14
　　二、发病机制 / 18

第三章

特应性皮炎的临床表现 29

第一节 特应性皮炎的临床分型 / 29

一、基于临床表型分型 / 29

二、基于内表型分型 / 31

第二节 特应性皮炎的症状 / 32

一、瘙痒 / 32

二、疼痛 / 34

三、皮肤干燥 / 34

第三节 特应性皮炎的皮损 / 34

一、皮损类型 / 35

二、皮损分期 / 35

三、病程分期 / 36

第四节 特应性皮炎的次要皮肤表现 / 38

一、白色糠疹 / 38

二、毛周角化病 / 38

三、眼睑皮肤炎 / 39

四、眶周黑晕 / 39

五、Dennie-Morgan 线 / 39

六、眶周粟丘疹 / 39

七、唇炎 / 39

八、耳下裂、耳后裂和鼻下裂 / 40

九、颈前皱褶 / 40

十、乳头乳晕皮炎 / 40

十一、掌跖皮炎及手掌和足底纹理增多 / 40

十二、外阴皮炎 / 40

十三、血管反应性改变 / 41

第五节　特应性皮炎的伴发病症 / 41

一、哮喘和过敏性鼻炎 / 41

二、荨麻疹和血管性水肿 / 42

三、寻常型鱼鳞病 / 42

四、眼部合并症 / 42

五、嗜酸性粒细胞性胃肠炎 / 43

六、汗疱疹 / 43

七、其他自身免疫性疾病 / 43

第六节　特应性皮炎的并发症 / 44

一、感染(细菌、病毒、真菌) / 44

二、红皮病 / 44

第七节　特应性皮炎相关综合征 / 45

一、Wiskott－Aldrich 综合征 / 45

二、Netherton 综合征 / 45

三、高 IgE 综合征 / 45

四、Schwartz 综合征 / 46

五、Hurler 综合征等 / 46

第八节　特应性皮炎严重程度评估 / 46

一、临床症状与体征评分系统 / 46

二、仪器评估 / 50

三、生物学评价指标与生活质量评估 / 51

第四章

特应性皮炎的实验室检查　　　　　　　　　　　55

第一节　检查目的 / 55

第二节　变应原体内试验 / 55

一、皮肤点刺试验 / 56

二、特应性斑贴试验 / 59

三、食物激发试验 / 61

第三节　变应原体外试验 / 62

一、原理 / 62

二、临床意义 / 62

三、变应原特异性 IgE 检测 / 62

四、变应原特异性 IgG 检测 / 63

五、其他 / 63

六、检测程序 / 64

第四节　皮肤屏障功能检测技术 / 65

一、经表皮水分流失 / 65

二、角质层含水量 / 65

三、皮脂含量 / 65

四、表皮 pH 值 / 66

第五节　微生物检测 / 66

第六节　病理学检查 / 66

一、普通病理 / 66

二、蛋白质组学 / 67

第五章

特应性皮炎诊断与鉴别诊断　　　　　　　　　　　　70

第一节　临床诊断思路 / 70

一、瘙痒 / 70

二、皮肤干燥 / 70

三、皮损性质及分布规律 / 71

四、特应性体质病史或家族史 / 71

五、不典型皮损 / 71

六、实验室证据 / 71

第二节 诊断标准 / 72

一、诊断标准及评价 / 72

二、诊断问题 / 75

第三节 鉴别诊断 / 77

一、婴幼儿特应性皮炎需要鉴别的疾病 / 77

二、儿童特应性皮炎需要鉴别的疾病 / 80

三、青少年和成人特应性皮炎需要鉴别的疾病 / 81

四、老年特应性皮炎需要鉴别的疾病 / 83

第六章

特应性皮炎的西医药物治疗　　　　　　　　　　　　86

第一节 特应性皮炎的一般治疗 / 86

一、病因治疗 / 86

二、阶梯治疗 / 90

三、个体化治疗 / 91

四、心理治疗 / 91

五、疾病管理 / 91

第二节 特应性皮炎瘙痒的治疗 / 92

一、瘙痒程度的评估 / 92

二、瘙痒的治疗 / 92

第三节 特应性皮炎外用药物治疗 / 94

一、外用药物治疗原则 / 94

二、外用糖皮质激素制剂 / 95

三、外用钙调磷酸酶抑制剂 / 99

四、外用磷酸二酯酶抑制剂 / 100

五、其他新型抗炎药物 / 101

第四节　特应性皮炎系统药物治疗 / 101

　　一、抗组胺药 / 102

　　二、免疫抑制剂 / 103

　　三、系统应用糖皮质激素 / 105

　　四、白三烯抑制剂 / 106

　　五、免疫调节剂 / 107

　　六、静脉注射免疫球蛋白 / 107

　　七、Janus 激酶抑制剂 / 108

　　八、其他 / 109

第五节　生物制剂 / 109

　　一、靶向 IL-4/IL-13 的生物制剂 / 110

　　二、靶向 IL-13 的生物制剂 / 110

　　三、靶向 IL-31 的生物制剂 / 111

　　四、靶向 IL-22 的生物制剂 / 111

　　五、靶向 IL-33 的生物制剂 / 111

　　六、靶向 IgE 抗体的生物制剂 / 112

　　七、抗 TSLP 单克隆抗体 / 112

第七章

特应性皮炎的物理治疗　　　　　　　　　　　117

第一节　光疗 / 117

　　一、光疗概述 / 117

　　二、紫外线光疗 / 117

　　三、特应性皮炎的紫外线光疗 / 119

第二节　湿包疗法 / 122

　　一、定义 / 122

　　二、作用机制 / 122

三、适应证 / 123

四、禁忌证 / 123

五、治疗方法 / 123

六、疗程 / 125

七、不良反应及注意事项 / 125

第三节 臭氧疗法 / 125

一、定义及概述 / 125

二、作用机制 / 126

三、适应证及治疗方案 / 126

四、不良反应及注意事项 / 126

第八章
特应性皮炎的中医治疗   130

第一节 特应性皮炎的辨证论治 / 130
第二节 治疗特应性皮炎的常用中成药 / 132

一、龙胆泻肝丸 / 132

二、二妙丸 / 133

三、四妙丸 / 133

四、消风止痒颗粒 / 133

五、皮肤病血毒丸 / 134

六、参苓白术丸 / 134

七、启脾丸 / 135

八、二陈丸 / 135

九、湿毒清胶囊 / 135

十、润燥止痒胶囊 / 136

十一、金蝉止痒胶囊 / 136

第三节 特应性皮炎的中医外治 / 137

一、中药外治 / 137

二、中医非药物外治疗法 / 141

第九章
名医经验与医案精选　　　　　　　　　　147

第一节　中医名医治疗经验 / 147

一、张志礼 / 147

二、朱仁康 / 148

三、周双印 / 148

四、李林 / 149

五、张作舟 / 150

六、陈妙善 / 152

七、禤国维 / 152

八、杨志波 / 153

九、欧阳卫权 / 153

十、陈达灿 / 153

十一、汪受传 / 154

十二、陈志伟 / 154

第二节　医案精选 / 155

一、张志礼 / 155

二、张作舟 / 156

三、李林 / 156

四、施慧 / 157

五、禤国维 / 157

六、陈达灿 / 159

七、闵仲生 / 161

八、汪受传 / 162

第十章
特应性皮炎的饮食疗法 164

第一节 饮食宜忌 / 164
 一、适宜饮食 / 164
 二、饮食禁忌 / 165
第二节 常用食物及功效 / 165
第三节 常用食物的配制 / 170
 一、代茶类 / 170
 二、粥羹类 / 171

第十一章
特应性皮炎研究进展 174

第一节 病因和发病机制 / 174
 一、遗传因素 / 174
 二、免疫因素 / 174
 三、瘙痒 / 178
 四、微生态 / 178
 五、汗液 / 179
 六、代谢组学 / 179
第二节 诊断与分型 / 180
第三节 治疗 / 181
 一、细菌移植治疗 / 181
 二、盐浴、漂白浴 / 181
 三、褪黑素 / 181
 四、组胺 H4 受体拮抗剂 / 181

第一章
概述与流行病学

第一节　概　述

特应性皮炎(atopic dermatitis，AD)是一种与遗传相关的、慢性、复发性、瘙痒性、炎症性皮肤病，以皮肤干燥、湿疹样皮损及反复发作的剧烈瘙痒为基本特征。常始发于婴幼儿，可迁延到儿童期或成人期，累及所有年龄段人群。进入 21 世纪以来，世界范围内 AD 的发病率迅速增高，目前全世界儿童 AD 的发病率为 10%～20%，成人为 2%～5%，其中 20% 为中重度 AD。2002 年顾恒调查我国不同地域 10 个城市 1～7 岁儿童 AD 患病率为 3.07%，2014 年则升高为 12.94%，并有继续升高的趋势。

一、中西医对特应性皮炎认识的进展

1808 年，Robert Willan 首先将 AD 作为一种独立疾病描述，认为其为一种痒疹性状况或疾病；而后多位学者陆续补充完善了本病的特征，包括屈侧分布皮损，与花粉症和哮喘有关，具有家庭聚集性和体质易患性，瘙痒是其主要症状等。1923 年，美国变态反应学家 Coca 和 Cooke 等提出了"atopy"的概念，特指一些人对自然环境中的某些物质(如尘螨、花粉、食物等)敏感，并发展成花粉症和哮喘，伴速发型皮肤反应。

Wise 和 Sulzberger 最早提出 AD 一词，并将其描述为以下 9 条特征，包括：① 特应性家族史。② 有婴儿湿疹史。③ 皮损局限于肘部、腘窝、颈前、胸部和面部(尤其是眼睑)。④ 皮肤呈棕色或灰色。⑤ 临床和组织学缺乏真正的水疱。

⑥ 血管舒缩功能不稳定或易受刺激。⑦ 常见的多种接触性变应原检测阴性。⑧ 皮肤划痕或皮内试验可诱导形成风团。⑨ 血清中存在多种反应素。上述观点第一次从临床表现和实验室检查两方面阐述了对 AD 的认识。

20 世纪 60 年代，有学者发现在特应性个体中 IgE 水平升高，可作为特应性状况的一个特征。不久又发现 AD 患者 IgE 水平升高，并与环境中相应的变应原呈平行关系，与病情严重程度密切相关。随着对 IgE 分子的发现及检测，特应性概念与变应性紧密相关联，对特应性的认识也从概念上升到分子免疫水平。但随着研究的进一步深入，近年来又发现遗传和产生 IgE 倾向并非 AD 患者所必备，而且与临床表现差别较大。另外，还发现 FLG 基因突变引起的皮肤屏障功能障碍可能是 AD 发病的重要基础。

AD 以婴幼儿及儿童发病居多，在相当长的一段时间内，都被认为主要发生于儿童，青春期前后会消失。20 世纪 80 年代后，随着发达国家儿童 AD 发病率逐渐升高，人们发现一部分 AD 患儿青春期以后仍有症状，也有部分患者成年以后才开始出现症状。近年来又发现，60 岁以上的老年人群中 AD 的患病率也较高，且具有与儿童和成人 AD 不同的临床特征。曾广泛使用的 AD Williams 标准，因在遗传过敏及低年龄人群方面存在过高的权重，也因此受到了挑战。新的诊断标准陆续被提出，如日本皮肤病学会的 AD 诊断标准，张建中提出的中国 AD 诊断标准，姚志荣提出的中国儿童 AD 诊断标准等。

中国古代没有一种疾病可以和 AD 完全对应。张志礼等中医学者认为 AD 发病的不同时期与中医不同的疾病记载相符合，如婴儿期 AD 对应"奶癣""黄肥疮"，儿童期 AD 对应"四弯风"或"顽癣"，青少年或成人期 AD 对应"风疮"或"干癣"。

我国学者曾将"atopic dermatitis"译为"异位性皮炎"，也有学者结合本病的特征建议使用"遗传过敏性皮炎"。2002 年在全国科学技术名词审定委员会公布的《皮肤病学名词》中正式确认其命名为"特应性皮炎"。

二、特应性皮炎与过敏进程

随着对 AD 的研究，特别是对患婴儿湿疹的儿童进行长期随访后发现，AD 与支气管哮喘、花粉症、变应性鼻炎以及某些形式的食物过敏之间存在一定联系。并且，各类过敏性疾病呈现从儿童湿疹、食物过敏逐渐向过敏性鼻炎、过敏性哮喘发展的过程，婴儿或儿童早期出现的伴高 IgE 的 AD 往往预示着未来会发生其他过敏性疾病,这种现象被称为变态反应性疾病的自然进程,又称过敏性进程(allergy march)。

过敏性疾病早期进展的免疫学机制目前仍不完全清楚,纵向的流行病学调查研究显示出的变态反应事件发生顺序,可能反映了机体的免疫成熟过程,以及特异性变应原的暴露顺序。过敏进程的特点是在某一年龄阶段发生并持续多年的临床症状以及各种临床症状发生的典型顺序,随着时间的推移,某些症状变得越来越突出,而其他症状逐渐减轻甚至完全消失。通常先表现为 AD 或食物变态反应症状,继之发展为过敏性鼻炎或哮喘。

AD 目前不仅被公认为是过敏进程的起点,还是之后 IgE 产生以及发生多种过敏性疾病的原因,因为发生炎症改变的皮肤也是重要的致敏途径,可以介导免疫系统产生辅助性 T 细胞(Th)2 型免疫应答和抗原特异性 IgE,导致对食物或吸入物的变态反应。因此,探索 AD 的发病机制,对于有效控制 AD 病情的进展,以及从源头阻断"allergy march"具有非常重要的意义。

第二节　特应性皮炎的流行病学

研究 AD 的流行病学特征有助于了解特定区域内其患病率、发病率、疾病相关的遗传和环境危险因素,了解患者疾病经济负担、生活质量,利于开展疾病管理,并促进公众健康计划的实施。

一、流行特征

大多数研究都显示在过去的几十年里,AD 总体的发病趋势是上升的,但存在一定差异。这种差异不仅是国家之间的,也存在于同一国家内的研究,所以环境因素可能是 AD 发病率变化的主要驱动力。西方发达国家 AD 的患病率要明显高于发展中国家。20 世纪以前,中国不是 AD 的高发区域,但近 20 余年,我国 AD 患病率明显上升。

（一）年龄分布

流行病学调查显示,在 20 世纪的后 30～50 年内,AD 的发病率升高了 2～3 倍。目前,儿童患病率为 10%～20%,其中 80%～90% 发生于 7 岁前,年龄越大,AD 患病率越低。2005 年伊拉克巴士拉省某中心医院一项关于 AD 的流行病学研究显示,484 例 AD 患者的年龄分布:<2 岁占 34.7%,2~11 岁占 27.5%,11~20 岁占 17.8%,20~30 岁占 11.4%,>30 岁仅占 8.68%。

目前已报道的成人 AD 患病率介于 2%～17%。而进入成人期后,AD 并未随年龄增长而显著缓解。美国的调查显示,AD 人群患病率从儿童的 14% 下降到青少年的 8%,但进入成人期后,其患病率维持在 7% 左右。目前为数不多的研究显示,老年 AD(≥60 岁)患病率低于儿童及成人,如在墨西哥,老年 AD 的患病率为 0.6%,而同时期 6～14 岁儿童的患病率为 10.1%;在日本,老年 AD 的患病率为 2.6%,低于 6～12 岁儿童的 11.2% 和 20～29 岁成人的 9.8%。

（二）性别分布

AD 的男女发病率可能有一定差异。国际儿童哮喘和变应性疾病研究机构(International Study of Asthma and Allergies in Childhood,ISAAC)研究发现,女性 AD 患病率略高于男性,其比例为 1.3∶1,尤其是 AD 发生率高的国家更是如此,但 2 岁以下患病儿童男女患病率无显著差别。顾恒等在 1998 年的问卷调查研究显示,548 例 AD 患者中,男性患病率为 0.84%,女性为 0.5%,但随着年龄增长差异下降。

老年 AD 更多发于男性。来自日本和澳大利亚的研究都显示男性患病更多,日本报告的男女比例为 3∶1。我国的研究还显示,老年 AD 患者大多数起病晚于 60 岁,老年 AD 患者中城市与农村人群大致相当,远低于儿童和成人 AD 患者的城市/农村发病比例。

（三）地域分布

已经有许多流行病学研究证实,AD 的发病率在不同地域差异也很大。1996—1997 年,ISAAC 对世界范围内 56 个国家 155 个研究中心的 13～14 岁青少年 463 801 例 AD 病例进行调查发现,1 年发病率最高的地区主要在斯堪的纳维亚(半岛)和非洲,以尼日利亚最高,达到 17.5%,发病率低的国家主要来自东欧和亚洲,以阿尔巴尼亚最低,其次是中国(包括中国台湾地区)、印度尼西亚、格鲁吉亚等国家,不同国家发病率相差可达 60 倍。

在同一国家不同地区,AD 发病率同样具有显著差别。在英国南部和东部,AD 的发病率明显高于其他地区,在德国东部的发病率也远高于西部,且城市明显高于农村。AD 发病率的地域差异提示不同的环境暴露因素在其发病中可能具有重要意义，如气候条件、空气中的污染物以及水质等都可能是促进该病发生的危险因素。

国内流行病学研究发现，我国 AD 的发病率也存在城市高于农村，发达地区高于欠发达地区的情况。顾恒等曾对南京地区 4 所学校 2 249 名 7～18 岁年龄段的学生进行了普查，结果显示南京地区青少年 AD 的时点患病率总体表现为城市高于农村，男性高于女性。

（四）季节分布

季节变化可以诱发或加重 AD 的症状。大多数研究证实，冬季是 AD 的好发季节，也有夏季加重的报道。在芬兰的一项针对青少年的问卷调查研究中发现，AD 的症状随季节具有显著性的变化，大多发生于冬季，夏季缓解。中国学者郭艳平等对 1990—2002 年内 312 例 AD 患者的临床特征进行分析，发现约 55.5%的 AD 患者在 6～8 月份症状加重，并认为可能是由于夏季金黄色葡萄球菌和真菌容易繁殖，易使皮肤屏障功能受损所致。

（五）种族分布

AD 的患病率也因种族背景而异。重度 AD 在非洲裔美国人中的患病率、严重程度和持续时间高于欧美裔人。这种差异是否源于基因，或环境风险因素，或两者兼而有之，尚不清楚。已发表的文献中少有描述拉丁裔人 AD，但数据表明其疾病严重程度、持续时间和发病年龄与白人人群存在差异。

二、危险因素

一般认为 AD 是在遗传基础上，尤其是特应性体质背景的基础上，由免疫、环境、感染等多种因素共同作用的结果。近 20～30 年来，很多研究都显示，AD 发病率的变化与采用了"西化"的生活方式密切相关。

（一）遗传因素

AD 患者存在明显的遗传易患性。有文献报道，60%AD 患者家族中有过敏性皮炎、哮喘或过敏性鼻炎等遗传过敏性疾病。AD 的患病危险性随有特应性体质的一级亲属人数的增加而增加，基因是影响 AD 发生的基本因素。

Bohme 等通过为期 1 年的问卷，调查了 4 089 例 0～4 岁同届出生人口 AD 的累计发病率，发现非特应性体质的父母，其子女患 AD 的概率约为 27.1%，父母单亲或双亲有"特应性体质"的，子女患 AD 的概率分别为 37.9%和 50.0%。此外还发现，兄弟姐妹有湿疹病史对 AD 是一个危险信号。

（二）环境因素

AD 的发病因素中，环境因素和遗传因素同样重要。环境变化可能对特应性疾病的发生产生不利影响，表现为在一些具有遗传倾向的患者中更容易发生特应性疾病。

1.气候因素　大多数 AD 患者受季节变化的影响。根据 ISAAC 第一阶段数据，学者们利用世界气象指南对不同研究区域的长期气候条件进行了生态学分析，研究发现，AD 症状与纬度呈正相关，与室外温度呈负相关，推测可能与紫外线照射强弱有关。

但户外气候与 AD 加重之间的关系可能更复杂。对德国儿童的纵向研究显示，冷、热及环境气候的急剧变化，突然大量出汗也可以成为病情恶化或诱发的因素。

2.地区因素　在生活区域相近地方的人群，其 AD 发病率可具有显著差异性。如生活在澳大利亚农场的儿童中，干草热、哮喘的发生率以及皮肤划痕试验阳性率均低于生活在非农场环境中的儿童；在英国高温度、高湿度的东南部，AD 的发病率高于雨水较多的西北部。多项系统回顾提示，城市与农村相比，AD 发生率更高，且这种情况在不太富裕的环境中更明显。

3.空气污染　瑞典通过问卷调查对户外污染物与 AD 之间的关系研究发现，生活在交通拥挤的地方会增加 AD 的患病风险，然而在德国、马耳他、俄罗斯和日本的相似研究却没有得到此结论。法国另一项最新的研究也发现，在农村环境中，室外污染的测量值与 AD 患病率呈正相关。

4.家畜与宠物接触　在某些环境下，与农场动物直接接触可以减少早期 AD 发病的风险，特别是在母亲怀孕期间，经常与家畜接触。而产前和产后多接触家畜，保护作用则更强，这提示围产期启动免疫系统尤为重要。像农场动物一样，宠物也被视为 AD 潜在的保护因素。一项 Mata 分析显示，众多研究均提示，接触狗对 AD 有保护作用，尤其是早年接触更容易产生保护作用，但接触猫是否对 AD 患病率有影响并没有明确数据。

5.微生物暴露　已有研究证实，金黄色葡萄球菌是 AD 中导致皮肤感染、病情加重、疾病慢性化的主要原因。婴儿出生后，肠道微生物群的多样性降低与婴儿期 AD 风险增加相关，特别是与儿童期 AD 发生高风险相关。晚发 AD 的儿童早期肠道微生物群落有更多的金黄色葡萄球菌和大肠杆菌，乳酸菌和双歧杆菌较少。

6. 抗生素使用 AD 发病风险升高的因素可能来自感染,也可能是抗生素的应用。早期接受至少一种抗生素治疗的患者,AD 的总体患病风险可增加 41%,每增加一种抗生素,AD 患病风险增加 7%,以青霉素类广谱抗生素的影响更为明显。这可能是由于肠道、呼吸道微生物群的变化导致了婴幼儿免疫系统的发育,改变或增强了机体对环境过敏原的免疫反应。

(三)社会、经济因素

与其他疾病比较,AD 在社会、经济地位较高人群中发病率更高,是社会、经济地位较低人群的 1.5~2 倍。教育、生活方式、卫生条件等多种社会、经济因素与 AD 患病率之间都有显著的相关性。有研究发现,父母亲尤其是母亲受教育程度高,子女患 AD 可能性明显升高。在大家庭中交叉感染可能在特应性疾病中起着预防作用,而家庭成员的减少和卫生条件的改善使交叉感染的机会正逐渐减少。因此,有学者甚至提出了"卫生假说",认为西方社会 AD 患病率逐年升高和出生后暴露于环境变应原和感染因素减少有关。

(四)精神因素

目前已经证实,压力能影响 AD 的严重程度,常见的压力包括考试、社交、转学等。妊娠对于患 AD 的女性或子女患 AD 的母亲也是病情加重的一个重要因素。有资料显示,AD 患儿与父母之间关系不融洽,儿童内心紧张,产生失望、沮丧、敌对情绪,常以搔抓来满足自我,最终导致 AD 发生或加重。儿童 AD 患者还可能出现注意力不集中、多动症等问题。除了疾病本身外,心理、睡眠问题也是 AD 患者就诊的主要原因。荟萃分析显示,AD 患者抑郁症的患病率达 20.1%,明显高于无 AD 的人群,且与自杀倾向相关。

(五)皮肤屏障

研究发现,编码表皮屏障中丝聚蛋白的 FLG 基因功能缺失与特应性疾病具有较强的相关性,并且皮肤屏障受损程度与 AD 严重程度呈正相关。过多洗澡或使用肥皂等碱性刺激物,可过多去除皮脂膜,增加皮肤 TEWL,降低皮肤屏障功能,从而诱发或加重 AD。另外,一些化学刺激物如清洁剂、盐、杀虫剂、果酸、防腐剂、香烟、建筑材料挥发物等,物理刺激物如羊毛、合成纤维、低湿度、温度剧变等都可诱发 AD 患者病情加重。

(六)生活习惯

1. 饮食 日常生活中,饮食是最受患者或家长关注的影响 AD 的因素之一。Niggemann 等报道 107 例 AD 儿童中有超过 90% 的儿童食物过敏是由鸡蛋、牛奶、坚果、麦子和大豆引起。"西化"富裕饮食(即精制谷物、腌制肉类、红肉以及饱和及不饱和脂肪酸的大量摄入)是否会导致 AD 风险增加,已成为受关注的一个重要问题。在 ISAAC 的第三阶段研究中发现,多食用新鲜水果(每周 1~2 次)可使机体发生 AD 的风险降低,而食用快餐(每周≥3 次)则会使 AD 发病的风险增加。

2. 婴儿喂养方式　不同的喂养方式与 AD 之间的关系一直是有争议的。早在 20 世纪 80 年代就有研究显示,AD、食物过敏、呼吸道过敏在哺乳时间＞6 个月的儿童中显著减少,故推测母乳喂养时间、婴儿断奶及摄入固体食物时间的不同,引起特应性疾病发病率差异。然而,来自发达国家和发展中国家,包括 ISAAC 第二阶段的 51 119 名小学生的横断面研究数据几乎不支持这一观点。甚至 Bergmann 等在 1990 年对出生的 1 314 例儿童进行为期 7 年的定群研究发现,哺乳对有 AD 家族史的儿童是一项危险因素。鉴于此,对于母乳喂养和 AD 患病率之间的关系,还需要更多的流行病学资料进行证实。

3. 吸烟　吸烟可增加子女 AD 发病的危险性,从而影响 AD 的发病率。香烟烟雾不仅可导致吸烟者呼吸道黏膜屏障受损,引起慢性炎症反应,改变部分抗原的抗原性,促进体内 IgE 合成,而且尼古丁可通过胎盘和乳汁分泌而影响胎儿和婴幼儿。

(七) 感染因素

近年来对于 AD 发病与微生物感染之间关系的研究越来越多,其中备受关注的是金黄色葡萄球菌,其次是真菌,主要为马拉色菌、白念珠菌。寄生虫、其他微生物感染与 AD 之间的关系也有报道。

参考文献

[1] Kraft M, Worm M. Dupilumab in the treatment of moderate-to-severe atopic dermatitis[J]. Expert Rev Clin Immunol, 2017, 13(4): 301-310.

[2] Sudrez-Farinas M, Dhingra N. Dupilumab improves the molecular signature in skin of patients with moderate-to-severe atopic dermatitis [J]. J Allergy Clin Immunol, 2014, 134 (6): 1293-1300.

[3] Guo Y, Li P, Tang J, et al. Prevalence of atopic dermatitis in Chinese children aged 1-7ys[J]. Sci Rep, 2016, 6: 29751.

［4］ Coca AF，Cooke RA. On the classification of the phenomena of hypersensitiveness ［J］. J Immunol，1923，8：163.

［5］ Liposencic J，Wolf R. Atopic dermatitis：an update and review of the literature［J］. Dermatol Clin，2007，25：605.

［6］ Bantz SK，Zhu Z，Zheng T. The atopic march：progression from atopic dermatitis to allergic rhinitis and asthma［J］. J Clin Cell Immunol，2014，5(2)：202.

［7］ 郝飞.特应性皮炎的发病机制及治疗进展［J］.中华皮肤科杂志,2002,35：73.

［8］ 顾恒,尤立平,刘永生,等.我国 10 城市学龄前儿童特应性皮炎现况调查［J］.中华皮肤科杂志,2004,37：29.

［9］ Bayrou O，Pecquet C，Flahault A，et al. Head and neck atopic dermatitis and Malassezia-furfur-specific IgE antibodies［J］. Dermatology，2005，211：107.

［10］ Hanifin JM，Reed ML. Eczema Prevalence and Impact Working Group. A population-based survey of eczema prevalence in the United States［J］. Dermatitis，2007，18：82.

［11］ Riedler J，Eder W，Oberfeld G，et al. Austrian children living on a farm have less hay fever，asthma and allergic sensitization［J］. Clin Exp Allergy，2000，30：194.

［12］ Schafer T，Kramer U，Vieluf D，et al. The excess of atopic eczema in East Germany is related to the intrinsic type［J］. Br J Dermatol，2000，143：992.

［13］ Krämer U，Lemmen CH，Behrendt H，et al. The effect of environmental tobacco smoke on eczema and allergic sensitization in children［J］. Br J Dermatol，2004，150：11.

［14］ Purvis DJ，Thompson JM，Clark PM，et al. Risk factors for atopic dermatitis in New Zealand children at 3.5 years of age［J］. Br J Dermatol，2005，152：742.

［15］ Kusunoki T，Asai K，Harazaki M，et al. Month of birth and prevalence of atopic dermatitis in school children：dry skin in early infancy as a possible etiologic factor ［J］. J Allergy Clin Immunol，199，103：1148.

［16］ Sandstrom Falk MH，Faergemann J. Atopic dermatitis in adults：does it disappear with age? ［J］ Acta Derm Venereol，2006，86：135.

［17］ Schafer T，Vieluf D，Behrendt H，et al. Atopic eczema and other manifestations of atopy：results of a study in East and West Germany［J］. Allergy，1996，51：532.

［18］ Sumikawa Y，Ueki Y，Miyoshi A，et al. A survey of atopic dermatitis and skin barrier functions in Japanese and Chinese school students［J］. Arerugi，2007，56：1270.

[19] Larsen AD, Schlünssen V, Christensen BH, et al. Exposure to psychosocial job strain during pregnancy and odds of asthma and atopic dermatitis among 7-year old children — a prospective cohort study [J]. Scandinavian Journal of Work, Environment & Health, 2014, 40(6): 639 - 648.

[20] Wegienka G, Johnson CC, Zoratti E, et al. Racial differences in allergic sensitization: recent findings and future directions [J]. Curr Allergy Asthma Rep, 2013, 13(3): 255 - 261.

[21] De Marco R, Pesce G, Girardi P, et al. Foetal exposure to maternal stressful events increases the risk of having asthma and atopic diseases in childhood [J]. Pediatr Allergy Immunol, 2012, 23(8): 724 - 729.

第二章
特应性皮炎的病因病机

第一节　中医对特应性皮炎的认识

一、古代中医对特应性皮炎的认识

古代中医无特应性皮炎病名,但与此病症状类似的疾病古代医籍有所提及。有学者通过查阅、比较古代医学著作,认为与该病最为接近的古籍记录疾病为《诸病源候论》所载"乳癣",《圣济总录》《外科正宗》《外科真诠》所载"奶癣",《医宗金鉴》《疡科捷径》所载"血风疮",以及《外科正宗》所载的"四弯风"。这些都为 AD 的中医临床辨证提供了理论基础。

古代医家认为 AD 脾土不足为本,因该病好发于婴儿及儿童,而中医认为幼儿具有"脾常不足"的生理特点。《万氏育婴秘诀》指出"脾常不足者,脾司土气,儿之初生,所饮食者乳耳,水谷未入,脾未用事,其气尚弱,故曰不足"。《温病条辨》谓"小儿脏腑薄,藩篱疏,易于传变;肌肤嫩,神气怯,易于感触"。《育婴家秘》中提出"小儿脾常不足,非大人可比。幼小无知,口腹是贪,父母娇爱,纵其所欲,是以脾胃之病,视大人犹多也,故脾胃虚弱,百病生矣"。《素问病机气宜保命集》中说"若无土气,何以生长收藏;若气无土,何以养化万物,是无生灭也"。《幼科概论》云"湿由脾气虚弱,不能运化以行水,水性凝滞不动,日久腐化,转侵脾土,以成种种湿症之象也。其症象面色暗白,皮肤粗糙不润……四肢身体面部等处,生有癣及湿疮,是脾湿外出,湿气散化象"。可见,脾乃后天之本,脾伤则易造成其他脏腑濡养不足,从而百病由生;AD 的发病以婴幼儿为主,这与其脾土不足的生理特点是密不可分的,脾虚水湿运化失健,泛溢肌肤,故而出现奶癣、湿疮等,因此脾土不足在该病发病中占据主导地位。

心火偏盛为本病之机,《素问》就提出"诸痛痒疮,皆属于心"。《幼幼集成》提到"世间疮疡疖疥,惟小儿最多,岂其稚阳纯气,易与岁运火政相乘耶",认为以疼痛、瘙痒为主要表现的疮疡皮肤疾病,其病变脏腑为心,而该病以长期反复瘙痒为其主要表现,可见心火偏盛是该病发病的关键因素。《医宗金鉴》"浸淫疮,此证初生如疥,搔痒无时,蔓延不止,抓津黄水,浸淫成片,由心火、脾湿受风而成"。明代汪机在《外科理例》亦提出"小儿纯阳多热,心气郁而多疮疖,胎食过而受热毒",揭示了浸淫疮乃心火偏盛,脾虚夹湿,外感风邪而发。后《医心方》中亦提及"浸淫疮,是心家有风热,发于肌肤。初生甚小,先痒后痛而成疮……以其渐渐增长,因名浸淫疮也";《圣济总录》"心恶热,风热蕴于心经,则神志躁郁,气血鼓作,发于肌肤而为浸淫疮也";均指出浸淫疮病位在肌肤,而与心相关,乃因心经郁热,发于肌肤所致。

风、湿、热为其因,隋代巢元方在《诸病源候论》中提及"夫内热外虚,为风湿所乘,则生疮……气虚则肤腠开,为风湿所乘;内热则脾气温,脾气温则肌肉生热也。湿热相搏,故头面身体皆生疮",概括说明了诸疮之发病乃肺脾两虚,生湿化热,风、湿、热相搏,发于体表而成。《普济方》有云"夫小儿体有风热,脾肺不利,或湿邪搏于皮肤,壅滞血气,皮肤顽厚……搔之即黄汁出,又或在面上皮如甲错干燥,谓之奶癣"。《疡科捷径》"四弯风,岁腿弯生,淫痒滋延似癣形。外受风邪兼湿热",指出四弯风乃因内有湿热,外感风邪而致。明代陈实功《外科正宗》"血风疮,乃风热、湿热、血热三者交感而生"。巢元方在《诸病源候论》还提出"小儿五脏有热,熏发皮肤,外为风湿所折,湿热相搏身体。其疮初出甚小,后有脓汁,浸淫渐大,故谓之浸淫疮也",首次提出了小儿浸淫疮的发病,是因小儿为纯阳之体,心、肝常有余,易内生有热,再外感风湿之邪,风湿热邪相搏而发。可见,风、湿、热等外因在该病的发病中有重要作用。

胎毒、遗热为先天之因,古代中医还认为胎毒、遗热在小儿浸淫疮、奶癣等疾病的发病中有其重要作用。如《幼科发挥》"大抵小儿之病,大半胎毒,而小半于伤食也,其外感风寒之疾十一而已。盖小儿之在胎也,母饥亦饥,母饱亦饱,辛辣适口,胎气随热,情欲无节,或喜怒不常,皆能令其子受患"。此外,万全在《幼科发挥》中亦提出"小儿诸疮,皆胎毒也……父母命门之中,原有伏火,胚胎之始,儿则受之,既生之后,其火必发为痈疽丹疹癣,一切恶疮,名曰胎毒者是也"。《幼科证治大全·九五诸疮癣疥》云"小儿脏腑,本是火多,况有失调。外受风寒,郁而为热,内袭母乳五味七情之火。发于内者,则为内惊。发于皮肤之间,则为疮癣疖毒"。《外科正宗》描述"奶癣,儿在胎中,母食五辛,父餐炙煿,遗热与儿,生后头面遍身发为奶癣,流脂成片,睡卧不安,搔痒不绝"。清代《医宗金鉴》曰"胎敛疮,此疮始发头眉间,胎中血热受风缠",《洞天奥旨》"胎毒疮恋眉疮,疮生于头上、眉上、终年终月而不愈,皆受母胎之毒也"。均揭示小儿疮癣之病,乃因母体七情不畅,饮食不节,化而为火,小儿在胎中受毒或后天摄食母乳,伏邪遗留体内,外发于肌肤而为病。

二、现代中医对特应性皮炎的认识

在古代医家的基础上,众多现代中医临床医家结合自己的临床经验也提出了对 AD 的认识。

赵炳南认为 AD 的发生多由于先天不足,脾虚无力运化水湿,日久致内生湿热,在外感风、湿、热邪气侵袭,搏结于腠理而发为本病;或由于病程日久导致脾虚,气血生化乏源,肌肤失于濡润滋养而发病。陈达灿认为 AD 患者发病的根本原因为禀赋不耐,胎毒之遗热为其诱发原因,主要病机为脾胃虚弱,心火炽盛。万英认为 AD 宜从脾入手,且《黄帝内经》云脾主肌肉、肺主皮毛,故在顾脾同时,亦须兼顾肺脏。

国医大师邓铁涛认为 AD 的发生,外邪主要为风、湿、热、燥与毒邪。毒邪常是病邪深入血分,长期滞留变生的病理产物。剧痒、游移不定的皮疹与风邪有关,渗液、肌肤水肿与湿邪有关,皮肤粗糙、脱屑、苔藓化与气血津液难达肌表,肌肤失养和燥邪有关。皮肤色素沉着,肥厚常是病情迁延,津血不足,血虚精亏的结果。陈保疆认为此病缠绵不愈,极易导致暗耗阴血,阴血不足又致血虚生风,故血虚风燥临床较为常见,而脾虚湿盛则贯穿疾病全过程。黄俊玉认为儿童 AD 多辨证为血虚风燥证,可选用四物消风汤以养血润肤,祛风止痒,在治疗过程中有较好的疗效。黄蜀认为特应性皮炎因先天遗传,体质较弱,复感风寒湿邪,或血瘀蕴积,故在治疗中应选用温阳益气法以散寒除湿化瘀。田静认为 AD 在亚急性状态为脾肾两虚,湿热在表;慢性期为脾肾两虚兼见津亏血燥,故田氏以"脾、肾、气、血"为着眼点。

周智敏认为 AD 患者多伴脾虚,脾虚则运化失常,湿从内生,或湿邪外感,两者蕴于肌肤而致气血失和,故肌肤失于滋养而生其病,故用活血祛风之法获得佳效。张玉环认为 AD 患者虽有先天脾胃虚弱,但也多伴后天饮食失当,故而湿热内生,外会外感之邪而生其病,故创立健脾消导法,消导除其湿热之邪治其标,健脾培土固其本。

中华中医药学会皮肤科专业委员会拟定的特应性皮炎专家共识对该病各期的中医病机做如下阐述:婴儿期主要因先天之胎热,胎热郁而化火,肌肤被火毒所袭而发病,心火独亢为此期主要病机;儿童期则见脾胃虚弱,脾虚失于运化则湿从内生,湿邪久聚则郁而化火,故此期病机心火扰神,脾虚湿运。成人期因火毒久耗加之脾虚不运,则阴血不足,肌肤失养,故此期血虚风燥为主要病机。基于上述病机,将其分为如下证型:心脾积热、心火脾虚、脾虚蕴湿、血虚风燥。

第二节 西医对特应性皮炎的认识

AD 的病因和发病机制复杂,至今仍未完全明确。但目前研究认为,AD 是环境因素作用于遗传易感性个体,造成免疫失调所致。免疫异常、皮肤屏障功能障碍等因素是本病发病的重要环节。

一、病因

(一)遗传易感性

AD 的发病与遗传关系密切,阳性家族史是本病最强的风险因素。报道显示,同卵双胞胎同患 AD 的概率可高达 23%～86%,异卵双胞胎也可达 15%～50%。目前由基因定位捕获的 AD 人类易感位点已有 32 处,但这些只能解释实际临床中不到 20% 的遗传现象。这些易感基因依据其功能可分为以下三类。

1. 皮肤屏障相关基因 皮肤是人体与外界隔离的重要屏障,各层结构及功能蛋白相关基因若有变异,均可能影响皮肤的防护功能。

皮肤屏障相关基因主要分布于 1q2116 及 17q2117 区域,包括中间丝相关蛋白(filaggrin,FLG)、兜甲蛋白基因(loricrin,LOR)、外皮蛋白基因(involucrin,IVL)等。这些基因中 FLG 基因与 AD 关联性最强。FLG 基因位于染色体 1q21,编码中间丝聚合蛋白,相对分子质量 37 000,是一种关键的表皮屏障蛋白,参与组成角质细胞骨架系统。它可协助角蛋白纤维规则聚集,使角质细胞骨架收缩,细胞变扁平,从而赋予细胞机械和化学耐性。FLG 可以被降解成游离氨基酸,参与脂质代谢等途径,维护表皮屏障功能。FLG 在表皮中还可降解为反式咪唑丙烯酸,抑制 LC 的提呈抗原功能,提高了皮肤免疫耐受性。

2. 固有免疫相关基因 固有免疫反应是机体抵御病原体感染的重要途径,其中关键组分的基因变异可能与 AD 发病相关。与 AD 发病相关的固有免疫相关基因主要包括 NOD1、NOD2、TLR2 等。NOD 可识别细菌细胞壁的肽聚糖及其裂解产物胞壁酰二肽,是联系固有免疫及特异性免疫的重要桥梁。NOD1 基因位于 7p14 - p15,有研究表明其突变与 AD 发病显著相关。NOD2 基因位于 16q12,有 NOD2 基因 G2722C 突变的个体更易患 AD,其变异也与血总 IgE 升高、哮喘风险增加有关。TLR 作为一个受体家族,可帮助免疫系统识别各种 PAMP。TLR2 可识别金黄色葡萄球菌的胞壁成分,其基因变异 R753Q 与 AD 发病显著相关,且 R753Q 突变者病情更重,总 IgE 及细菌超抗原特异性 IgE 水平更高。R753Q 突变可导致 TLR2 的表达减少,下游细胞因子 IL - 8 的产生减少,进而导致固有免疫反应异常,皮肤对病原体的抵抗力下降,增加了皮肤表面细菌定植的风险。

3. 特异性免疫相关基因 与 AD 致病相关的特异性免疫相关基因主要包括 Th2 型免疫反应相关基因(IL - 4 基因、IL - 9 基因、IL - 13 基因和 FCER1A 基因)和 Th1 型免疫反应相关基因(IL - 12 基因)。研究报道,日本人群中 IL - 4 基因的 C590T 突变可增强基因的转录活性,与 AD 发病显著相关。IL - 9 可诱导气道上皮细胞黏液分泌,促进肥大细胞增殖,以及 B 细胞分泌 IgE。IL - 13 基因多态性与血总 IgE 水平升高、特应性体质及哮喘相关。IL - 12 基因中 A798T 突变及 IL - 12 受体 IL - 12RB1 基因中 C1266T 突变均与外源性 AD 发病显著相关。

(二)环境因素

环境因素包括空气污染、居住条件(湿度、紫外线、水质、微生物)等。不同的环境因素之间有复杂的相互作用,可能通过表观遗传修饰引起免疫系统异常、皮肤屏障破坏、皮肤菌群失调,参与 AD 的发病。

1. 空气污染 空气污染是指室外或室内环境受到任何生物、物理或化学因素的污染,其来源可以分为自然和人为两种,自然来源有生物腐烂、森林火灾等,人为来源有工业、火力发电、矿物燃料燃烧、烟草烟雾等。目前认为,接触颗粒物(particulate matter,PM)、环境烟草烟气(environment tobacco smoke,ETS)、二氧化氮(NO_2)、挥发性有机化合物、甲醛、甲苯等多种空气污染物是 AD 形成的危险因素。

2. 居住条件 各个国家和地区 AD 发病率的不同突出了居住环境因素在 AD 发病中的重要作用,包括湿度、紫外线、水质、微生物等。

湿度与 AD 的发病率呈负相关,空气干燥容易导致皮肤屏障功能受损,而低温和室内供暖增加使 AD 的发病率增加。紫外线照射可抑制抗菌肽、脂类和皮肤屏障蛋白的表达;减少组胺的释放;通过促进调节性 T 细胞(regulatory cells,Treg)细胞增殖,导致 Th2 细胞分泌增加;抑制金黄色葡萄球菌超抗原产生等,在 AD 发展中起保护作用。水的硬度和 pH 值可能影响 AD 的发生。在英国硬水区出生的儿童与软水区出生的儿童相比,前者患 AD 的概率更高。18%～50% 的家庭住宅中存在室内真菌暴露,老房子(房龄≥90年)和潮湿的室内环境会增加高浓度青霉菌和曲霉菌种的风险。流行病学研究表明,室内真菌暴露与特应性和非特应性个体的哮喘、喘息、变应性鼻炎及湿疹有关。

(三)变应原

近年来,随着社会经济的不断发展,全球各地由食物及呼吸变应原导致的变态反应性疾病的发生率呈上升趋势,不同地区和年龄人群的常见变应原可因各地区环境及生活饮食习惯的不同而存在差异。环境中的变应原,包括吸入、食物、接触及感染变应原,是诱发或加重 AD 的重要因素。

主要变应原在 AD 的不同年龄段有所不同,1 岁以内主要是食物,随着年龄增加,吸入物成为常见的变应原,青少年 AD 患者血清吸入和食物过敏原阳性率高于其他年龄组。一项我国杭州某地荨麻疹、湿疹、AD 患者变应原的统计结果显示,吸入性变应原以户尘螨、粉尘螨最常见,食入性变应原以蟹、虾最常见。另一项我国广州某地的 AD 患儿变应原的统计结果显示,吸入性变应原以尘螨、蟑螂、动物毛多见,食入性变应原以牛奶、鸡蛋、虾蟹类海鲜多见,接触性变应原以镍和钴金属制品、甲醛多见。

1. 吸入性变应原

(1)尘螨:尘螨是一种重要的吸入性过敏原,其引起的过敏反应性疾病的发病率正日益增加。尘螨引起的人体疾病大致可分为两类：人体皮肤螨病和人体内螨病。前者主要包括 AD、慢性荨麻疹等；后者主要包括过敏性鼻炎、过敏性哮喘等。尘螨种类较多，我国 AD 患者以户尘螨和粉尘螨为常见变应原。

尘螨的过敏反应在各个年龄段均可发生，并且是婴幼儿及儿童 AD 和过敏性哮喘的主要过敏原之一。AD 患者尘螨 sIgE 浓度与病情严重程度相关，AD 的反复发作也与尘螨暴露相关。此外，在 AD 发病过程中，尘螨还可能充当了非特异性刺激物的角色，螨体和螨排泄物是过敏的主要来源。

（2）花粉：近年来，随着城市植被绿化不断扩大，树木花草品种越来越多，气传花粉已成为诱发过敏性疾病的重要原因之一。相较于单纯型 AD，花粉对混合型 AD 患儿的影响更大。研究发现混合型 AD 患儿呼吸道过敏症状在花粉含量较高的月份（3～5 月及 8～10 月）发生率较高，其中 3～5 月以树木类花粉为主，8～10 月以草本植物为主，表明 AD 的非皮肤症状与花粉数量、花粉种类相关。

（3）动物皮毛：动物皮毛对于过敏性疾病的发展是危险因素还是有保护作用仍然存在争议。国外多项吸入性变应原的皮肤针刺试验均表明猫的皮毛相关变应原是过敏性体质人群第二常见的过敏原，仅次于尘螨。

2. 食入性变应原　食物过敏为某种特定食物引发，可重复出现，其在 AD 特别是中重度 AD 的发病过程中起着重要作用。食物过敏在成人的发生率为 3%～4%，婴幼儿为 6%～8%，在 AD 婴儿和儿童中占 15%～40%。

目前，对于 AD 与食物过敏是共病还是因果关系仍存在争议。儿童 AD 与食物过敏的相关性包括两个方面：① AD 增加食物过敏的风险及患病率；如与无皮肤湿疹表现的患儿相比较，有皮肤湿疹表现的儿童食物过敏患病率更高，且 AD 患者发生食物过敏的风险程度与其疾病严重程度相关。② 食物过敏也增加 AD 的患病风险。

迄今，诊断食物过敏的金标准是食物激发试验，临床上主要根据病史、临床表现及相关辅助检查（包括皮肤点刺试验、血清 sIgE、特应性斑贴试验）进行综合判断。

3. 接触性变应原　越来越多的研究证明接触性变应原参与 AD 的发生。国外研究数据显示儿童 AD 患者斑贴试验的阳性率大于 50%，并且和 AD 的严重程度有明显相关性，镍金属为最常见的接触性变应原。斑贴试验阳性的 AD 患儿中，57%～77% 有阳性结果相关的临床表现。国内一项针对 138 例

AD 患儿中的 43 例患儿进行斑贴试验,结果显示阳性率 81.40%,其中有 62.86% 患者存在 2 种或 2 种以上变应原,提示多元性致敏也可能是部分 AD 患儿病程长、治疗难度大的原因之一。该研究显示前几位常见变应原依次为氯化镍、氯化钴、硫酸镍和甲醛。

4. 微生物 正常皮肤微生物组包含多种表皮定植菌,包括丙酸杆菌、链球菌、葡萄球菌和棒状杆菌,而 AD 在遗传学上的先天缺陷、环境因素激发的皮肤屏障功能障碍和免疫调节失衡等多种因素的共同作用下,导致了皮肤生态环境的改变,表皮抗菌物质减少,菌群失调,微生物群多样性降低,而正常定植的微生物(如金黄色葡萄球菌)大量繁殖和毒素分泌,最终导致皮肤出现微生物免疫应答反应。

(1) 细菌:健康人群皮肤微生物态以细菌为优势菌,包括放线菌门、变形菌门、拟杆菌门和厚壁菌门等。AD 患者皮肤细菌群落的种类及丰度发生了改变,随着 AD 严重程度的升高,细菌的微生态多样性降低。在 AD 的发作期,金黄色葡萄球菌数量明显增多,非葡萄球菌菌群(如链球菌属、丙酸菌属及棒状杆菌属等)的数量减少,两者丰度呈负相关。

(2) 真菌:马拉色菌和白念珠菌在 AD 发展中发挥着重要作用。与健康人相比,AD 患者皮损处马拉色菌属定植增多,非马拉色菌属酵母菌的多样性增加,但检测到的菌种数量随着 AD 严重程度的增加而降低。

(3) 病毒:报道显示,AD 患者特别是儿童患者,感染病毒(如疱疹病毒、柯萨奇 A 病毒、人乳头瘤状病毒、传染性软疣等)的风险比普通人群高。但由于研究较少,目前对病毒与 AD 发作和疾病严重程度的关系尚不清楚。

(4) 肠道菌群:肠道微生物群,包括在肠道中定植的细菌、真菌、病毒等,其中主要为细菌,即肠道菌群。国内外研究表明,肠道菌群在 AD 的发生及发展过程中发挥重要作用。与正常人的肠道菌群相比,AD 患者肠道菌群中梭状芽孢杆菌、难辨梭状芽孢杆菌、大肠杆菌和金黄色葡萄球菌的比例升高,双歧杆菌和拟杆菌的比例降低。

二、发病机制

(一)免疫异常

1. 细胞免疫

(1) 2 型炎症反应:AD 被认为是 Th2 主导的过敏性疾病,免疫失衡在其发病机制中占重要地位。在 AD 发病的全过程中,不论有无皮损、急性期或慢性期,Th2 细胞介导的 2 型炎症均发挥了不可忽视的作用。Th2 可通过调节免疫和影响皮肤屏障、瘙痒及诱导 Treg 细胞重编程 Th2 样 Treg 等机制,动态影响 AD 的发病。

过敏原、细菌蛋白或机械损伤导致皮肤屏障缺陷并激活角质形成细胞,活化的角质形成细胞分泌胸腺基质淋巴细胞生成素(thymic stromal lymphopoietin,TSLP)、IL-25 和 IL-33,作用于肥大细胞和抗原提呈细胞。激活的肥大细胞分泌包括 2 型细胞因子在内的多种细胞因子。IL-33、TSLP 和下游 Th2 细胞因子可直接刺激皮肤感觉神经元,诱发和加重慢性瘙痒。TSLP 可激活 DCs 诱导 Th2 分化和趋化,IL-33 上调了 2 型先天性淋巴样细胞(innate lymphoid cells 2,ILC2s)中的 OX40L,并刺激 OX40+ T 细胞向 Th2 型反应分化。树突细胞触发 Th2 细胞极化并分泌 IL-4、IL-5、IL-10、IL-13 和 IL-31 等引起 2 型炎症反应。

其中 IL-4、IL-13 使 B 细胞产生 IgE,随着抗原 sIgE 抗体的产生,肥大细胞和嗜碱性粒细胞变得敏感,并能识别环境中的过敏原。肥大细胞活化后产生和释放多种生物活性物质(组胺、白三烯等),促进炎症细胞向病变组织趋化,引起红斑、水肿和瘙痒等表现。嗜酸性粒细胞除了大量脱颗粒释放碱性蛋白对组织造成损伤,同时在炎性分子和细胞因子的作用下可募集其他炎症细胞进而加重皮肤损伤。

(2)Th1/Th2 失衡:Th1/Th2 细胞均由 CD4+ T 细胞分化而来,在 IL-12 的作用下,激活的 CD4+ T 细胞向 Th1 细胞分化,驱动 1 型炎症反应。另外,在 IL-4 的作用下,激活的 CD4+ T 细胞向 Th2 细胞分化,驱动 2 型炎症反应。Th1/Th2 细胞通过分泌细胞因子相互交叉调节,相互抑制。

在 AD 急性期,Th2 分化在 IL-4 的存在下占优势,屏障功能异常使得抗原暴露于皮肤免疫系统,捕获抗原蛋白后朗格汉斯细胞可诱导幼稚 T 细胞向 Th2 型转化,刺激 Th2 和嗜酸性粒细胞趋化因子的表达,从而产生 Th2 型炎症反应。外周皮肤淋巴细胞相关抗原也参与活化 Th2 细胞。Th2 反应导致 IL-4、IL-5、IL-13、IL-31 等细胞因子增加,IL-4 和 IL-13 可上调 DCs 表达趋化因子 CCL17、CCL18 和 CCL22 以及内皮细胞表达 CCL26,这些细胞因子协同 IL-5 可进一步募集 Th2 细胞和嗜酸性粒细胞,加重皮肤局部炎症反应。IL-5 参与嗜酸性粒细胞的增殖、迁移和分化。这些 2 型炎症反应的产生导致皮肤屏障功能障碍,促进炎症进一步发生,并加重瘙痒,造成皮肤急性病变。

在 AD 慢性期,皮损主要是由 Th1 型细胞浸润。炎性树突状表皮细胞通过产生 IL-12 和 IL-18 诱导 Th1 极化。Th1 型细胞产生 IFN-γ、IL-1 和 TNF-β,参与细胞介导的炎症反应并抑制 Th2 型细胞和 IgE 合成。IFN-γ 通过细胞死亡受体 Fas 诱导了 KCs 的凋亡,这一机制可能部分解释了 AD 慢性期迁延不愈的原因。同时,树突细胞直接活化 Th2 细胞,活化的炎性 Th2 细胞分泌大量 IL-4 和 IL-13,造成皮肤角质化,导致皮肤屏障功能障碍,并与 Th1 共同作用,造成皮肤苔藓化。在 AD 非皮损区,环境及过敏原容易造成非皮损区域发生免疫激活,这种激活使微炎症环境形成,导致 T 细胞数量增加、Th2 细胞产生,最终引起 2 型炎症反应。

2. 体液免疫 免疫球蛋白(immunoglobulin,Ig)在机体免疫反应中发挥重要作用,Ig 的异常可能参与 AD 的发生、发展过程。IgA 与局部黏膜免疫的发生密切相关,可以介导肠道菌群共生,缺乏可能会引起菌群紊乱,进一步加重 AD 病情。IgG 是机体免疫反应中发挥作用的主要抗体,研究发现 AD 患儿的 IgG 降低会加重病情。

IgE 与过敏反应的发生密切有关。IgE 是体内丰度最低的免疫球蛋白亚型,仅占血清总 Ig 的 0.002%,且 IgE 表达水平受到严格调控。IgE 的生物学功能是由过敏原与免疫细胞上的 IgE 受体相互作用介导的。IgE 有两种受体:高亲和力 Fc 受体(FcεR I)和低亲和力 Fc 受体(FcεR II,又称 CD23)。FcεR I 主要表达于肥大细胞和嗜碱性粒细胞表面,介导 I 型变态反应。FcεR II 表达于多种细胞,包括单核细胞、DC、朗格汉斯细胞、嗜酸性粒细胞以及胃肠和呼吸道上皮细胞。抗原提呈细胞(antigen presenting cell,APC)上表达的 FcεR II 能够促进抗原-IgE 复合物的摄取,以处理和提呈给 T 细胞,诱导 T 细胞活化和促炎细胞因子的释放。肠上皮细胞表面 FcεR II 介导食物过敏原-IgE 复合物从肠腔到黏膜的转运。

西医学认为,AD 多属于 I 型超敏反应性疾病,IgE 介导的炎性反应在 AD 发病机制中起关键作用。血清总 IgE 和过敏原特异性 IgE 水平升高是外源性 AD 患者的临床表型特征。IgE 水平升高的程度与病情严重程度正相关,且病程越长,IgE 值越高,随着病情缓解,则 IgE 逐渐下降。因此血清 IgE 对评估 AD 的严重程度及治疗有重要的价值。

3. 其他炎症细胞、炎症介质

（1）嗜酸性粒细胞（eosinophils，EOS）：嗜酸性粒细胞起源于骨髓 $CD34^+$ 造血祖细胞，与嗜碱性粒细胞和肥大细胞一样，是参与过敏反应的主要效应细胞之一。正常皮肤组织无嗜酸性粒细胞，而 AD 患者外周血嗜酸性粒细胞增多，皮损处可见嗜酸性粒细胞浸润，且其数量与疾病的严重程度相关。

（2）朗格汉斯细胞：朗格汉斯细胞（langerhans cell，LC）作为表皮抗原提呈细胞，在免疫应答及炎症诱导方面有重要作用，参与 AD 中的皮肤屏障损害、微生物感染、炎症的启动和诱导等方面，通过抑制 LC 相关分子的表达可起到抑制炎症、治疗 AD 的作用。

LC 的迁移是抗原特异性致敏反应中关键的过程，MyD88 信号、IL-1、粒细胞-巨噬细胞集落刺激因子及芳香烃受体可能参与 AD 中 LC 的迁移。AD 中活化的 LC 可以通过表达相关细胞因子，增强 Th2 型免疫反应，抑制 Th1 型免疫反应，还可以通过诱导胸腺来源 Tregs 细胞增殖调控炎症类型，主导 Th2 极化反应。倍他米松、大环内酯类抗生素可以抑制朗格汉斯细胞诱导 Th2 型炎症，组胺 H4 受体拮抗剂则可抑制朗格汉斯细胞表达 CCL17 和 CCL22，从而达到治疗 AD 的作用。

（3）肥大细胞（mast cell，MC）：在急性 AD 皮损中，MC 的总数量正常，仅脱颗粒形态细胞比例增多，然而在慢性 AD 中，MC 的数目则显著增多。MC 活化后可释放多种活性物质，目前分为三类：① 预先合成的化学介质及蛋白，如组胺、5-羟色胺、蛋白酶（包括类胰蛋白酶和糜蛋白酶）等。② 重新合成的脂质及代谢产物，如前列腺素、白三烯等。③ 预先合成或重新合成的细胞因子、趋化因子和生长因子，如肿瘤坏死因子-α（tumor necrosis factor，TNF-α）等。

其中组胺、5-羟色胺、类胰蛋白酶参与 AD 瘙痒的发生。前列腺素 E2（prostaglandin E2，PGE2）可以显著抑制 Th1 细胞反应，增加 Th2 细胞产生 IL-4 等细胞因子，导致 Th1/Th2 平衡失调，从而诱发和加重 AD。白三烯被认为在 AD 发病和保持特应性状态中起着关键性作用。TNF-α、组胺可导致角质形成细胞表达细胞间黏附分子-1（intercellular cell adhesion molecule-1，ICAM-1）上调，增强局部炎症反应；促进角质形成细胞和白细胞之间的相互作用；使白细胞与内皮细胞间的黏附作用增强，促进内皮细胞活化，使它们更容易穿透内皮。TNF-α、神经生长因子可降低神经细胞兴奋的阈值，参与瘙痒的发生。

（4）P物质（substance P，SP）：SP是有特异性的神经活性和促炎活性的神经肽，能够诱导炎症介质如细胞因子和组胺的释放并引起血管扩张，进而诱导过敏反应。SP来源广泛，体内的多种细胞包括神经细胞和炎性细胞如巨噬细胞、嗜酸性粒细胞、淋巴细胞和DC均可分泌SP。神经激肽1受体（neurokinin 1 receptor，NK1R）是神经系统和外周组织SP的高亲和力受体，SP可通过激活NK1R增强皮肤的炎症反应。研究发现NK1R敲除鼠和NK1R拮抗剂可抑制神经-炎症皮肤损伤、NK1R拮抗剂可以缓解慢性瘙痒。这些研究结果提示SP/NK1R可能参与AD发病。

（二）皮肤屏障

皮肤屏障通常指表皮的物理性或机械性屏障结构，由角质细胞、细胞间脂质构成的"砖墙"结构与覆盖在这层砖墙结构之外的水脂膜构成，具有防护机械性损伤、抵御化学物质和微生物侵袭、防止体内营养物质流失等作用。

皮肤屏障功能障碍是AD的重要特征，不仅与基因相关的皮肤屏障先天缺陷密切相关，也是皮肤异常免疫所致的结果，同时还受清洁、外源性蛋白酶、搔抓等外源性因素影响。受损的皮肤屏障功能和异常免疫反应交互作用，共同参与AD的发病。皮肤屏障功能障碍临床主要表现为皮肤干燥、角质层的保水能力下降、对过敏原等外来致病因素的防御功能减弱。

1. 结构异常

（1）中间丝聚合蛋白：角质层结构蛋白中的中间丝聚合蛋白表达下降不仅与FLG基因突变有关，也受FLG分子拷贝数量差异、甲基化程度不一、表皮湿度下降、皮肤激惹及机械损坏、皮肤细胞因子不平衡（Th2细胞因子、IL-17、IL-22、IL-25和IL-31）、局部微生物定植、局部和系统治疗方式等因素影响。中间丝聚合蛋白表达下降会引起角质形成细胞分化异常、角层细胞完整性及黏合程度受损、紧密连接形成障碍、皮肤储水功能下降、角质层酸化、脂质形成障碍、皮肤易于感染，同时诱导亚临床炎症反应，使得皮肤对低分子量水溶性微量物质通透性增加、对刺激物及半抗原的炎症反应阈值下降、对经皮肤过敏原致敏反应增强等。

（2）角蛋白：角蛋白是角质形成细胞的主要结构蛋白，是表皮细胞稳定和正常分化的基础。在AD损伤皮肤中，IL-4、IL-13等Th2细胞因子抑制了角蛋白1/10（K1/K10）的表达，破坏了AD患者皮损中棘层结构蛋白和黏附分子的表达,说明 Th2 细胞因子通过引起棘层、角质层和颗粒层完整性的破坏参与 AD 的发病。

(3)转谷氨酰胺酶(transglutaminase,TG):TG 是一个钙离子依赖型酶家族,是角化包膜的组成部分之一。它通过催化底物蛋白质、促进谷氨酰胺和赖氨酸残基的酰基转移反应,产生交联、多胺化或脱酰胺蛋白质。研究发现 AD 患者血清中 TG2 的 sIgE 水平明显升高,皮肤组织中 TG2 蛋白高表达,且其表达水平与患者的外周血嗜酸性粒细胞计数和 SCORAD 评分呈显著正相关。

(4)水通道蛋白(aquaporins,AQPs):AQPs 是角质形成细胞中与水分子通透性有关的一个跨膜转运蛋白通道,参与调节细胞内外的水和离子水平,是维持皮肤水合作用的关键因素,其中水通道蛋白 3(AQP3)是人体皮肤中主要的水通道蛋白。在 AD 急性期或慢性期,AQP3 mRNA 表达上调,且表达位置上升,在棘细胞层中也有表达,这和 AD 患者透皮失水、皮肤干燥有密切关系。AQP3 表达水平升高时,水分流失,屏障完整性受损,促炎细胞因子产生增加。

(5)紧密连接:表皮中的紧密连接包括跨膜蛋白和胞浆蛋白,跨膜蛋白包括紧密连接蛋白 Claudins 家族、紧密连接蛋白 Occludin、粘连蛋白 JAM 家族等;胞浆蛋白包括胞质紧密粘连蛋白抗体(ZO-1、ZO-2、ZO-3)和带形蛋白 Cingulin 等,这些结构起到防止溶液中的分子沿细胞间隙渗入体内的作用。AD 患者皮肤中紧密连接屏障功能受损,Claudin-1 水平降低,诱导角质形成细胞自主性 IL-1β 表达,促进表皮对非致病性葡萄球菌的炎症反应,降低超过阈值水平时会导致紧密连接和表皮屏障功能受损,诱发 AD。

2. 成分改变

(1)表皮脂质:表皮脂质主要包括神经酰胺(ceramide,Cer)、游离脂肪酸和胆固醇等物质,这些物质通过形成板层颗粒和脂质包膜而起到屏障作用,同时还参与调节表皮生长、分化和脱屑等过程。在 AD 病变皮肤中,Cer 明显减少。Cer 的表达谱异常或含量下降会导致细胞外脂质组织缺陷,干扰表皮自我更新,使皮肤锁水功能降低,防御和屏障功能减弱,继而引起一系列炎症反应。而损伤皮肤中的 Th2 细胞因子、TNF-α 和 IFN-γ,可导致超长链神经酰胺减少和 LC 神经酰胺增加,表明 AD 发病机制中表皮屏障功能障碍和细胞因子生成之间存在恶性循环。

(2)抗菌肽(antimicrobial peptides,AMPs):AMPs 是主要由角质形成

细胞产生的一组功能相似但结构不同的小分子多肽,能破坏细菌的细胞膜或通过细胞膜浸润到细胞内而起到抗菌作用。已有研究表明,AD 中均存在抗菌肽的表达失调,且 AD 皮肤中 AMPs 水平的降低与 Th2 细胞因子升高有关。

3. 其他　皮肤屏障的破损能够刺激角质形成细胞活化释放趋化因子,吸引 T 细胞、天然免疫的细胞因子、促 Th2 炎症反应的细胞因子以及朗格汉斯细胞,诱导皮肤炎症反应,使得皮肤对低分子量水溶性微量物质通透性增加、对刺激物及半抗原的炎症反应阈值下降、对经皮肤过敏原致敏反应增强。皮肤屏障损伤为变异原局部致敏或微生物定植创造了条件,是诱发和加重皮肤炎症的重要基础。屏障功能障碍还能诱导角质形成细胞过表达 TSLP、IL-33,后者可以直接与外周感觉神经受体结合,引起瘙痒。

参考文献

[1] 朱慧婷,李伯华,姜春燕,等.燕京赵氏皮科流派后学辨治特应性皮炎经验总结[J].北京中医药,2019,38(12):1155-1158.

[2] 中华中医药学会皮肤科专业委员会.特应性皮炎中医诊疗方案专家共识[J].中国中西医结合皮肤性病学杂志,2013,12(1):60-61.

[3] Weidinger S, Novak N. Atopic dermatitis [J]. Lancet, 2016, 387(10023):1109-1122.

[4] Sun LD, Xiao FL, Li Y, et al. Genome-wide association study identifies two new susceptibility loci for atopic dermatitis in the Chinese Han population [J]. Nat Genet, 2011, 43(7):690-694.

[5] Zhang H, Guo Y, Wang W, et al. Mutations in the filaggrin gene in Han Chinese patients with atopic dermatitis [J]. Allergy, 2011, 66(3):420-427.

[6] Gibbs NK, Norval M. Urocanic acid in the skin: a mixed blessing? [J]. J Invest Dermatol, 2011, 131(1):14-17.

[7] Zhang H, Guo Y, Wang W, et al. Associations of FLG mutations between ichthyosis vulgaris and atopic dermatitis in Han Chinese [J]. Allergy, 2011, 66(9):1253-1254.

[8] Weidinger S, Klopp N, Baurecht HJ, et al. Association of NOD1 polymorphisms with atopic eczema and related phenotypes [J]. J Allergy Clin Immunol, 2005, 116:177-184.

[9] Mrabet-Dahbi S, Dalpke AH, Renz H. The Toll-like receptor 2 R753Q mutation

modifies cytokine production and Toll-like receptor expression in atopic dermatitis [J]. J Allergy Clin Immunol，2008，121：1013-1019.

[10] Namkung JH，Lee JE，Yang JM. An association between IL-9 and IL-9 receptor gene polymorphisms and atopic dermatitis in a Korean population [J]. J Dermatol Sci，2011，62：16-21.

[11] Hummelshoj T，Bodtger U，Datta P，et al. Association between an interleukin-13 promoter polymorphism and atopy [J]. Eur J Immunogenet，2003，30：355-359.

[12] Dhingra N，Suárez-Fariñas M，Fuentes-Duculan J，et al. Attenuated neutrophil axis in atopic dermatitis compared to psoriasis reflects TH17 pathway differences between these diseases [J]. J Allergy Clin Immunol，2013，132(2)：498-501.

[13] 杨素莲，谢阳，朱国兴，等.儿童特应性皮炎血清特异性 IgE 和斑贴试验结果的临床分析[J].中国免疫学杂志,2021,37(1)：78-82.

[14] 罗雅方，徐倩玥，余红.尘螨在特应性皮炎中的致病机制及相关免疫治疗应用研究进展[J].诊断学理论与实践,2021,20(6)：592-595.

[15] Simonsen AB，Johansen JD，Deleuran M，et al. Children with atopic dermatitis may have unacknowledged contact allergies contributing to their skin symptoms[J]. J Eur AcAD Dermatol Venereol，2018，32(3)：428-436.

[16] Lee SY，Lee E，Park YM，et al. Microbiome in the gut-skin axis in atopic dermatitis [J]. Allergy Asthma Immunol Res，2018，10(4)：354-362.

[17] Wang B，McHugh BJ，Qureshi A，et al. IL-1β-induced protection of keratinocytes against staphylococcus aureus-secreted proteases is mediated by Human β-defensin 2 [J]. J Invest Dermatol，2017，137(1)：95-105.

[18] Rerknimitr P，Otsuka A，Nakashima C，et al. The etiopathogenesis of atopic dermatitis：barrier disruption，immunological derangement，and pruritus [J]. Inflamm Regen，2017，37：14.

[19] Jaitley S，Saraswathi T. Pathophysiology of Langerhans cells [J]. J Oral Maxillofac Pathol，2012，16：239-244.

[20] Sohn E. Skin microbiota's community effort [J]. Nature，2018，563（7732）：S91-S93.

[21] 王佳华，毛薇，王晓华，等.特应性皮炎患者皮损和非皮损处细菌定植分析[J].中国麻风皮肤病杂志,2011,27(11)：774-776.

[22] Shu M，Wang Y，Yu J，et al. Fermentation of propionibacterium acnes，a commensal bacterium in the human skin microbiome，as skin probiotics against

methicillin-resistant Staphylococcus aureus [J]. PLoS One, 2013, 8(2): e55380.

[23] Hiragun T, Ishii K, Hiragun M, et al. Fungal protein MGL_1304 in sweat is an allergen for atopic dermatitis patients [J]. J Allergy Clin Immunol, 2013, 132(3): 608 - 615, e4.

[24] 郑荣昌, 翁伟丽, 秦思, 等. 特应性皮炎婴儿抗马拉色菌特异性 IgE 水平的检测[J]. 皮肤性病诊疗学杂志, 2015, 22(3): 208 - 209+220.

[25] Zhang E, Tanaka T, Tajima M, et al. Characterization of the skin fungal microbiota in patients with atopic dermatitis and in healthy subjects [J]. Microbiol Immunol, 2011, 55(9): 625 - 632.

[26] 车丹丹, 狄正鸿, 翁田田, 等. 婴儿特应性皮炎糠秕孢子菌感染临床分析[J]. 中国皮肤性病学杂志, 2020, 34(6): 655 - 658.

[27] Ergemann J. Atopic dermatitis and fungi [J]. Clin Microbiol Rev, 2002, 15(4): 545 - 563.

[28] Salem HA, El Sohafy M, Abd El Gaw ADM. Kaposi's sarcoma in an atopic dermatitis patient: a case report and a review of literature [J]. Pediatr Dermatol, 2011, 28(5): 547 - 549.

[29] Zheng H, Liang H, Wang Y, et al. Altered gut microbiota composition associated with eczema in infants [J]. PLoS ONE, 2016, 11(11): e0166026.

[30] 薛倩, 邓利华, 李夏, 等. 幽门螺杆菌感染与成人特应性皮炎的相关性[J]. 中国皮肤性病学杂志, 2018, 32(7): 764 - 767.

[31] Simpson MR, Dotterud CK, Storr O, et al. Perinatal pro-biotic supplementation in the prevention of allergy relat-ed disease: 6 year follow up of a randomised controlled trial [J]. BMC Dermatol, 2015, 15(1): 13.

[32] Arsh ADSH. Primary prevention of asthma and allergy [J]. J Allergy Clin Immunol, 2005, 116(1): 3 - 15.

[33] Nguyen GH, Andersen LK, Davis MDP. Climate change and atopic dermatitis: is there a link [J]? Int J Dermatol, 2019, 58(3): 279 - 282.

[34] Kim JH, Jeong KS, Ha EH, et al. Relationship between prenatal and postnatal exposures to folate and risks of allergic and respiratory diseases in early childhood [J]. Pediatr Pulmonol, 2015, 50(2): 155 - 163.

[35] Ngoc LTN, Park D, Lee Y, et al. Systematic review and meta-analysis of human skin diseases due to particulate matter [J]. Int J Environ Res Public Health, 2017, 14(12): e1458.

[36] Tsai JD，Chang SN，Mou CH，et al. Association between atopic diseases and attention-deficit/hyperactivity disorder in childhood：a population-based case-control study[J]. Annal Epidemiol，2013，23(4)：185－188.

[37] Schmitt，Jochen. Atopic eczema and attention-deficit/hyperactivity disorder in apopulation-based sample of children and adolescents[J]. JAMA，2009，301(7)：724.

[38] Buske-kirschbaum A，Ebrecht M，Hellhammer DH Blunted. HPA axis responsiveness to stress in atopic patients is associated with the acuity and severeness of allergic inflammation[J]. Brain，Behavior，and Immunity，2010，24：1347－1353.

[39] 王相华,李冬芹,张金凤,等.Th1/Th2/Th17/Treg 平衡在特应性皮炎中的变化规律[J].中国皮肤性病学杂志,2018,32(5)：503－506.

[40] 蒋有让,刁庆春,史丙俊,等.特应性皮炎患者血清中 Th17 和 Treg 相关细胞因子的检测[J].临床皮肤科杂志,2016,45(6)：411－413.

[41] Furue M，Ulzii D，Vu YH，et al. Pathogenesis of atopic dermatitis：current paradigm[J]. Iran J Immunol，2019，16(2)：97－107.

[42] Kim K. Neuroimmunological mechanism of pruritus in atopic dermatitis focused on the role of serotonin[J]. Biomol Ther，2012，20(6)：506－512.

[43] 苏惠春,孙婧,罗阳,等.特应性皮炎患者血清转谷氨酰胺酶 2 特异性 IgE 水平与病情相关性研究[J].中华皮肤科杂志,2017,50(7)：508－511.

[44] 沈辉,高艳薇.特应性皮炎患者皮肤中转谷氨酰胺酶 2 蛋白的检测[J].实用皮肤病学杂志,2018,11(6)：343－344.

[45] 申春平,贾志鑫,张金兰,等.神经酰胺在特应性皮炎皮肤屏障功能中的研究进展[J].皮肤科学通报,2017,34(4)：392－397＋3.

[46] Kanoh H，Ishitsuka A，Fujine E，et al. IFN－γ reduces epidermal barrier function by affecting fatty acid composition of ceramide in a mouse atopic dermatitis model [J]. J Immunol Res，2019，29：3030268.

[47] Danso MO，van Drongelen V，Mulder A，et al. TNF－α and Th2 cytokines induce atopic dermatitis-like features on epidermal differentiation proteins and stratum corneum lipids in human skin equivalents[J]. J Invest Dermatol，2014，134(7)：1941－1950.

[48] Olsson M，Broberg A，Jernås M，et al. Increased expression of aquaporin 3 in atopic eczema[J]. Allergy，2006，61(9)：1132－1137.

[49] Nakahigashi K，Kabashima K，Ikoma A，et al. Upregulation of aquaporin-3 is

involved in keratinocyte proliferation and epidermal hyperplasia [J]. J Invest Dermatol，2011，131(4)：865 - 873.

[50] De Benedetto A，Rafaels NM，McGirt LY，et al. Tight junction defects in patients with atopic dermatitis [J]. J Allergy Clin Immunol，2011，127(3)：773 - 786.

第三章
特应性皮炎的临床表现

AD 临床表现包括瘙痒、特征性皮肤损害及非特异性皮肤症状,并随不同时期而变化,还常合并过敏性鼻炎、哮喘等其他特应性疾病。全面正确地认识AD 的临床特征,对提高疾病诊断的准确率,以及开展相应的临床治疗都有十分重要的意义。

第一节　特应性皮炎的临床分型

AD 的病因及发病机制十分复杂,临床表现多种多样,且变化较大,明确不同临床分型的特征,对协助诊断并实施针对性治疗有重要意义。

一、基于临床表型分型

AD 的临床表型(clinical phenotype)异质性较大,在一定程度上与年龄、种族和疾病严重程度有关。

(一)根据年龄特征分型

根据年龄可将 AD 分为 4 个临床阶段,即婴儿期(出生至 2 岁)、儿童期(2～12 岁)、青少年与成人期(12～60 岁)和老年期(>60 岁)。这些阶段可互相重叠,也可因为某一阶段疾病的自愈而分隔。

1. 婴儿期 AD　约 60% 的患者于 1 岁以内发病,以出生 2 个月以后为多。婴儿期 AD 皮损最常见于面颊、额部、头皮,躯干可能也会受到影响,但一般不累及口周、鼻周皮肤和尿布区。初发皮损为面颊部瘙痒性红斑,继而在红斑基础上出现针尖大小的丘疹、丘疱疹,密集成片,皮损呈多形性,境界不清,搔抓、摩擦后很快形成糜烂、渗出和结痂等。一般在 2 岁以内逐渐好转、痊愈,部分患者病情迁延并发展为儿童期 AD。

2. 儿童期　AD 多为婴儿期 AD 缓解后复发,并逐渐加重,也可不经过婴儿期直接发生。皮损累及四肢屈侧或伸侧,肘窝、腘窝受累常见。皮损暗红色,渗出较婴儿期为轻,常伴抓痕等继发皮损,久之形成苔藓样变。此期瘙痒仍很剧烈,形成"瘙痒-搔抓-瘙痒"的恶性循环。

3. 青少年与成人期 AD　一般儿童到达成年时,AD 都会自然缓解,然而 10%～30% 的患者病情会持续至成人期。与儿童期相比,成人型 AD 患者屈曲部位湿疹的发生率较低,钱币状湿疹的发生率较高,手、足及头颈部皮肤易受累,大部分呈干燥、肥厚性皮炎。成人期和儿童期 AD 的严重程度相似。

4. 老年期 AD　按发病年龄进一步细分为三类:① 婴儿期或儿童期发病,≥60 岁时病情延续或复发。② 青春期或成年期首发,≥60 岁时病情延续或复发。③ ≥60 岁时原发性发病。老年 AD 的皮肤表现与成人 AD 基本一致,但肘关节和膝关节屈曲部位周围皮肤的苔藓样湿疹更常见。AD 的其他特征,如面部中央苍白、Hertoghe 征(侧眉脱落)、Dennie‐Morgan(眶下皱褶)、"特应性脏颈"等也可在老年 AD 患者中出现。

(二)根据严重程度分型

AD 的严重程度在不同人群、不同时间甚至不同季节都有可能出现变化。湿疹面积和严重程度指数评分(EASI)和 AD 评分(SCORAD)是目前评估 AD 临床特征最为理想的方法。临床上可采用简单易行的指标进行判断,轻度为皮疹面积<5%体表面积;中度为皮疹面积 5%～10%,或皮疹反复发作;重度为皮疹面积>10%体表面积,或皮炎呈持续性,瘙痒剧烈影响睡眠。

(三)根据发病年龄分型

AD 可以在任何年龄发病,按照起病年龄可分为三型:① 早发型,婴儿期或儿童期首发,可延续至成人或老年。② 成人发病型,成年后(18～59 岁)首发,可延续至老年。研究表明,所有 AD 病例中约 18.5% 首发于成年期,通常发生在 20～40 岁人群中。③ 晚发型,≥60 岁时首发。

(四)根据临床症状单一与否分型

根据 AD 是否合并其他特应性疾病,可分为单纯型和混合型。单纯型 AD

仅表现为皮肤受累，而混合型 AD 则可合并其他特应性疾病，比如哮喘、过敏性鼻炎、过敏性结膜炎等。

除了典型 AD，临床上还存在一些少见类型的 AD，在国外一般称为少见变异型、特殊类型或非典型类型，包括头颈部皮炎、钱币状湿疹、痒疹型 AD、毛囊型 AD（斑片状苔藓样湿疹）、丘疹样 AD（青少年丘疹性皮病）、摩擦性苔藓样疹等。这些少见类型的皮损主要出现在特应性疾病患者的第 2～4 代，皮疹可单独发生，也可与典型 AD 伴发。当单独出现时，诊断 AD 可能存在一定争议，应积极寻找其他可支持 AD 诊断的临床特征和实验室检查指标，并进行必要的随访。

二、基于内表型分型

内表型（endophenotype）是联系临床表型和基因型之间的一系列生物标志物，是近年来针对复杂疾病研究提出的一种新的概念。AD 患者的临床表型及内表型多样。

（一）根据临床表现结合变态反应学特征分型

根据 AD 患者总 IgE 水平和是否有特异性 IgE，可分为内源型和外源型。

1. 内源型 AD　血清总 IgE 水平正常（<200 KU/L），不合并其他特应性疾病如鼻炎、哮喘、急性荨麻疹、食物过敏等，缺乏过敏原特异性 IgE，对常见空气传播或食入变应原皮内或点刺试验阴性，临床发病年龄较晚，多在 4 岁以后，女性略多，皮损分布有报道以面颈型更为常见，占特应性皮炎 16%～45%。

2. 外源型 AD　指以高水平 IgE 为特征，有个人或家族性的特应性疾病史，食物和（或）吸入性过敏原特异性 IgE 水平升高，临床发病年龄较早，多在 2 岁以内，男性略多，皮损分布相对无规则，占特应性皮炎的 60%～80%。

（二）根据皮肤炎症模式分型

根据皮肤炎症模式分型，可将 AD 分为以 Th2、Th22、Th17 和 Th1 为主，或者几种混合的炎症模式，如儿童期 AD 以 Th2 型炎症为主，而成人期 AD 则以 Th2/Th2 型混合炎症为主，亚裔以 Th2/Th17 混合炎症为主。

（三）根据种族分型

目前越来越多的人认为 AD 的表型存在种族差异。与欧洲裔患者相比，亚裔患者的皮损边界更清晰、红斑更多，表皮明显增生，角化不全更多见，多呈斑块状；Th17 活性较高，Th2 表达更强。而欧洲裔患者的红斑病变更模糊、更轻微；非洲裔患者的苔藓样皮损更多。非洲裔美国人比其他种族群体更易出现瘙痒、结节性痒疹和苔藓样变。当 AD 病变消退时，持续性色素异常或色素性改变在深色皮肤的患者中更明显。亚洲患者可能出现四肢伸侧皮肤砂纸状改变、手腕皮炎和角化过度丘疹作为伴随皮损。非洲裔美国儿童和青少年经常出现四肢伸侧皮损，而不是通常的屈曲部位受累，Dennie－Morgan 线在有色人种中更常见，即使在没有 AD 的患者中也是如此。聚丝蛋白突变在严重的欧洲裔 AD 患者比较常见，但在非洲裔 AD 患者很少出现。与欧洲 AD 患者相比，中国 AD 患者皮损中 Th17 表达更高，而 γ 干扰素和其他 Th1 相关的标记水平较低，兼具欧美 AD 患者和银屑病患者的特点。

第二节　特应性皮炎的症状

AD 的症状包括瘙痒、疼痛、干燥等，并具一定特征性。

一、瘙痒

瘙痒是一种能引起搔抓欲望的不愉快的感觉，是一种复杂的感觉和情绪体验。

（一）瘙痒的分类

根据对瘙痒中枢和外周机制的研究及病理生理学特征，将瘙痒分为五类。

1. 皮肤源性瘙痒　起源于皮肤，由炎症、干燥、代谢产物潴留刺激皮肤等引起，由 C 类神经纤维传导，包括组胺依赖和非依赖性神经通路，如 AD、荨麻疹等。

2. 神经性瘙痒　疾病局限于某点上，传入引起瘙痒，通过不同的途径，如带状疱疹后神经病变是引起这种瘙痒最常见的原因。

3. 神经源性瘙痒　起源于中枢，无神经病变依据，如因阿片类肽作用于阿片肽受体引起的胆汁淤积性瘙痒。

4. 心理源性瘙痒　如寄生虫恐怖症所引起的痒感。

5. 混合性瘙痒　由上述两种或两种以上的机制引起，如 AD，既有皮肤源性瘙痒，又有神经源性瘙痒。

（二）AD 的瘙痒

瘙痒是 AD 最突出的临床症状，在 AD 发生和发展中起着重要作用，是 AD 重要的诊断依据。瘙痒还可以是 AD 发病的先兆，随着病情进展呈进行性加重。由瘙痒引起的剧烈搔抓，可导致皮肤屏障进一步破坏，并产生各种皮损，进一步加重瘙痒，由此形成瘙痒-搔抓循环。瘙痒-搔抓循环不仅能诱发（加重）AD 炎症，而且可导致睡眠障碍，严重影响患者及其家庭的生活质量。

1.瘙痒机制　AD 瘙痒的病理生理涉及外周和中枢机制以及相互之间的作用，其过程大致为 AD 皮损炎症产生的多种内源和外源性致痒因子与相应受体结合并触发瘙痒信号，通过广泛分布于表皮、真皮乳头和附属器周围的 C 型无髓鞘神经纤维和有髓鞘 Aδ 纤维，将瘙痒信号传递至脊髓背根神经节，再上传至大脑瘙痒感受区，诱发瘙痒感觉。

2.瘙痒特征　AD 的瘙痒具有一定特征性，主要表现为：① 瘙痒程度较强，存在瘙痒过敏状态。② 瘙痒阈值低下。③ 嗜癖性搔抓行为。④ 温热、出汗、干燥、精神紧张可加重瘙痒。⑤ 夜间瘙痒加重。⑥ 组胺诱发的皮内反应低下。⑦ 抗组胺药的止痒效果不佳等。

AD 的瘙痒可轻可重，可为阵发性、间断性或持续性。多为泛发性或全身性，但也可以局限于身体某一个部位。AD 的瘙痒并不是单纯瘙痒阈值的降低，而是对轻微机械性刺激的感知。一旦瘙痒开始，皮肤对周围轻微刺激做出反应的可能性就会增加并引发搔抓。

3.瘙痒诱因

（1）内源性诱发因素：包括出汗（AD 最常见诱发因素）、干皮病、皮肤微血管变化、情绪激动或紧张等。任何刺激因素如热或情绪激动造成的出汗均可诱导全身瘙痒，这是 AD 患者最典型的瘙痒特征之一，也是诱发瘙痒的最常见因素。

瘙痒常与红斑和皮温增高相关。参与瘙痒发生的介质，如组胺、类胰蛋白酶、乙酰胆碱、P 物质、前列腺素等均是很强的血管扩张剂，可引起局部血管扩张并诱发瘙痒。80%以上 AD 患者瘙痒可由于精神紧张、疲乏、焦虑、急躁或抑郁而诱发或加重，而精神放松可以有效地缓解瘙痒。

（2）外源性刺激：众多外源性因素可以诱发瘙痒。羊毛内衣直接接触皮肤可以引起瘙痒，厚的羊毛内衣比薄的内衣更容易诱发瘙痒。脂溶剂和防腐剂通过加重干皮症而成为瘙痒的加重因素。由瘙痒引起的剧烈搔抓，导致皮肤屏障进一步破坏而加重瘙痒，形成瘙痒-搔抓-瘙痒的恶性循环。

（3）接触性或气源性变应原：如尘螨、动物皮毛、花粉、真菌、头皮屑等。

（4）微生物：如病毒感染、金黄色葡萄球菌、真菌（糠秕马拉色菌、念珠菌、表皮癣菌）等。

（5）其他：食物高温、辛辣刺激性食物、热饮料、乙醇等可以通过增加血流、扩张血管并促进组胺释放，从而诱发或加重瘙痒。

一旦开始瘙痒，周围的皮肤（无论是否存在皮损）都会变得非常敏感，对上述刺激的反应性增强，从而引发更大范围及程度的瘙痒。

二、疼痛

虽然瘙痒是 AD 的常见特征，但是最新研究表明，很大比例的特应性患者普遍经历过不同程度的皮肤疼痛，表现为干裂痛、刺痛等，主要发生在手部、口周、足底、脚趾、颈部和胸部，可能与这些部位的皮肤感觉神经分布更加密集有关。

三、皮肤干燥

皮肤干燥可导致皮肤屏障功能异常，引起炎症因子释放和级联反应进而引发并维持 AD 患者皮肤的炎症状态。屏障功能受损也增加了对刺激剂和接触性过敏原的吸收，细菌、病毒和皮肤癣菌等微生物更容易趁机进入皮肤，介导瘙痒性炎症因子的释放。

AD 患者的皮肤通常表现出持续性的干燥。这种干燥常开始于儿童，随年龄增长而持续存在或渐进性加重，可持续终生。干燥可泛发全身，但以小腿和前臂伸侧最显著，皱褶部位相对较轻或不受累。但干燥与 AD 的症状活动无关，在 75% 的患者中可表现出季节性变化，冬天加重，夏天减轻或消失，并随环境变化如低湿度、空气变冷、干热和刮风等加重。皮肤干燥常引起瘙痒并继发搔抓，使损害逐渐演变成慢性湿疹或苔藓样变，并可出现鳞屑。

第三节　特应性皮炎的皮损

AD 的皮损类似于湿疹，具有多样性，但也有其自身发展和演变的特点，并具有高度的异质性,具体表现与患者的年龄、疾病活动情况密切相关。

一、皮损类型

AD 的皮损多种多样,可先后发生,也可同时发生于同一患者皮肤的不同部位,主要包括斑疹、丘疹、水疱、糜烂、结痂、苔藓样变、皲裂、脱屑、溃疡等。

二、皮损分期

依据皮损的性质可分为急性期、亚急性期和慢性期。正确分析皮损的不同时期,对指导治疗,合理选择外用药剂型十分重要。

（一）急性期

发作迅速,皮疹呈多形性。初起为红斑,很快在此基础上出现密集的粟粒大小的丘疹、丘疱疹甚至水疱。疱破后可出现点片状糜烂、渗出和结痂,损害易倾向于融合,中心较重,并向周围满溢,外围不断出现新的丘疹、水疱,边界不清。急性期皮损可发生于任何体表部位,常见于头、面、手、足、四肢远端等暴露部位,多对称分布。

（二）亚急性期

急性期皮损经适当处理后好转消退,可转为亚急性期或慢性期。亚急性期皮肤损害大多数由急性期迁延而来,表现为原有的红肿或渗出减轻,皮损以干燥的小丘疹、鳞屑和结痂为主,可伴有少量的丘疱疹或水疱,也可有轻度的糜烂。

（三）慢性期

可由急性期或亚急性期转变而来,也可以一开始即为慢性期皮损,特别是青少年或成年人期和老年期 AD 患者。表现为皮肤粗糙、抓痕、结痂、浸润肥厚、苔藓样变、色素沉着,并以苔藓样变为突出特征。相对于急性期皮损,慢性期皮损多局限,外周也可伴有散在丘疹、丘疱疹。皮损可发生于身体任何部位,常见于手、足、小腿、肘窝、腋窝、外阴、肛门等处,多为对称分布。病程不定,易复发,可经久不愈。

AD 患者炎性皮损可倾向于从某一部位向全身其他部位播散,播散前原发部位皮损常加重。继发播散的皮损可分为小的丘疱疹,可很快演变成片状的丘疹或水疱,或融合成小的斑块,对称分布。继发播散皮损有时与原发部位皮损表现极为相似。有研究发现,AD 患者继发播散性皮疹在很大程度上取决于原发损害。如果原发损害为急性炎症,继发播散性皮疹也较严重,并可泛发。在少数患者,泛发性继发播散可进展成红皮病。

三、病程分期

AD 临床表现具有一定的年龄特异性,主要分为婴儿期、儿童期、青少年或成人期、老年期。研究发现,在大多数病例中,AD 通常在生命早期出现,50%从 AD 在生命的第一年开始,85%从 5 岁时开始。在高收入国家,高达20%的儿童和10%的成年人患有 AD。

(一)婴幼儿期(出生～2 岁)

虽然 AD 可发生在任何年龄,但通常于生后 2～3 个月发病,也可早于 1个月内或甚至生后 1 日发病。皮损多位于头部、面颊部、肢体伸侧,肢体弯曲部位(如颈部皱褶区域)也可涉及,但很少累及面中部及尿布区。皮损多表现为急性或亚急性期改变,表现为广泛分布的界限不清的红斑、丘疹、水疱、脓疱、糜烂、渗液、浆痂,并伴不同程度的瘙痒。头皮可呈现散在的小片状黄痂,附着于发根处,与脂溢性皮炎皮损十分相似。少数患者皮损可呈弥漫性分布,表现为面部、躯干、四肢广泛分布的红斑和丘疹。

AD 呈慢性经过,轻者 6 个月后皮损逐渐缓解,损害变成以皮肤轻度干燥为主。至 1 岁左右部分患儿可痊愈,部分则逐渐出现特征性屈侧受累,伴苔藓样变,延续至儿童期。

(二)儿童期(2～12 岁)

本期既可以是儿童期的继续,也可以直接从儿童期发病。儿童期 AD 皮损表现有三种临床类型。

1. 屈侧受累型 是最常见的类型,表现为眼睑、颈部、肘前、手腕、腘窝、脚踝等皮肤皱褶部位出现以慢性期为主的皮损,包括红色斑片、丘疹、鳞屑或薄痂、苔藓样变、色素沉着,边界较清楚和局限,并以皮肤干燥为显著特征,也可夹杂出现急性或亚急性皮损。病情时轻时重,经久不愈。

2. 痒疹型 多见于 6～11 岁儿童。皮损表现为散在黄豆大小或不规则的肤色、棕褐色质硬丘疹、结节,表面干燥、粗糙,或表皮剥蚀、结痂,亦可见搔抓后引起的浅表溃疡。皮损对称分布,以四肢伸侧、背部为主,也可泛发全身。因搔抓其表面常有抓痕或结痂,皮损常多年不愈。

3. 膝下型 临床较少见,多见于学龄儿童,以 4～6 岁为主。表现为两侧膝关节下方数厘米处出现不规则椭圆形皮肤变厚和苔藓样变的斑片，边缘清楚且局限。病程慢性，可轻可重，有一定的自愈倾向，常易误诊或漏诊。

儿童期皮损常以某一种类型为主，也可以多种类型混合存在。此期患儿因严重瘙痒引起剧烈搔抓，可造成患儿情绪不稳定，易激怒、不安、焦虑和多动，影响患儿正常生长发育和学习。

（三）青少年或成年人期（12～60 岁）

AD 通常被认为是儿童相关性疾病。近年来研究表明，AD 可始于人生中的任何年龄段，成人 AD 患病率被严重低估。成年 AD 患者的发病年龄存在相当大的异质性，包括三种类型，即慢性持续型、间歇型和成人发病型。前两种类型均始于婴儿或儿童。20%～30% 婴儿或儿童期发生的 AD 患者病情反复迁移，持续到成人，这一类型患者通常病情较重，也最容易识别。有 12.2% 婴儿或儿童期发病的 AD 患者进入青少年期后可在较长时间内完全缓解，但在成人期又发作，是间歇型发作的患者。成人可以新发 AD。Meta 分析发现，成人发生的 AD 占全部成人期 AD 的 7.7%～59.7%，不同地区报道的比例差异较大。更多的研究发现，随年龄增加，成人新发 AD 的比例呈上升趋势，特别老年人中更为常见。

青少年或成人期皮损既可以保留儿童期皮损特征，也可以有一定自身特点。大多数表现为与儿童期相似，但累及范围更加广泛，除肘窝或腋窝外，还可累及面部、颈部、躯干上部和手部，对称分布。部分患者除表现为干燥、苔藓化等慢性期损害外，还可在肢体屈侧发生亚急性湿疹样斑片，基底微红，可附有鳞屑和结痂。成人发病型 AD 的好发部位报道较不一致，其中面颈部、手足、眼睑较易发生，但皮肤干燥、出汗后瘙痒和 Dennie‐Morgan 皱褶征比例显著低于儿童 AD。

（四）老年期（≥60 岁）

近年来随着社会人口老龄化，老年人群中 AD 的患病率也较高，并具有与儿童和成人 AD 不同的临床特征，被称为老年 AD。目前主流观点将老年 AD 的年龄界限划定在年龄≥60 岁。

老年 AD 发病类型包括：老年发病、有典型儿童 AD 病史的老年复发、成人 AD 复发或延续。老年 AD 的皮肤表现与成人 AD 大体一致，但稍有不同的是，在儿童、成人 AD 中多见的肘窝和腘窝的局限性苔藓样湿疹在老年 AD 中并不常见。老年 AD 具有"反向征"：以四肢伸侧、背部等为主的广泛分布的苔藓样湿疹,伴剧烈瘙痒,可能与老年人汗液的分泌减少有关。老年 AD 还具有顽固性面部红斑,侧眉脱落(Hertoghe 征),Dennie - Morgan 眶下皱褶,以及伴有网状、波纹或皮肤性色素沉着的颈部湿疹等其他表现。

研究表明,成人 AD 中,女性患病率高于男性,而在老年 AD 中结果恰好相反。

第四节　特应性皮炎的次要皮肤表现

除典型临床表现外,AD 还有许多其他皮肤改变,而且在部分 AD 患者中,发病部位、皮疹形态与典型皮疹有明显差异,此类不典型改变有时可能是 AD 唯一的临床表现。

一、白色糠疹

白色糠疹又称单纯糠疹,是一种病因不明,通常发生在儿童或青少年面部的鳞屑性色素减退斑。风吹、日晒、肥皂等可能为触发因素,但非唯一因素。AD 患者中合并单纯糠疹占 50%,但两者之间的关联性尚缺乏足够的证据支持。除面部,单纯糠疹还可以出现在颈、肩、上臂,甚至躯干、臀部及股上部。一般无自觉症状,有时感觉轻度瘙痒,病程数个月至 2~3 年不等,与 AD 病程不平行。

二、毛周角化病

毛周角化病,又称毛发苔藓、毛发糠疹或毛发干皮症,被认为是一种慢性毛囊角化性皮肤病。在 AD 患者中,毛周角化病常与寻常型鱼鳞病并存,其发病为常染色体显性遗传。基本损害为毛囊角化性小丘疹,呈正常肤色或淡红色。皮损为散在、针尖大小、尖顶丘疹,中间有灰褐色圆锥状角栓,可见穿出卷曲的毳毛,用力去除角栓后,丘疹顶端留一小凹,以后又有新的角栓形成。多见于上臂和大腿伸侧、面部的咬肌部位,呈砂纸或鸡皮样外观。皮损经常在儿童时期出现,在青春期达到顶峰,在成年期变得不那么明显。一般无自觉症状。

三、眼睑皮肤炎

有文献报道 8%～23%的 AD 患者同时累及眼睑。眼睑皮肤较薄,更加脆弱,经常暴露在刺激物(如烟草烟雾)和过敏原环境中,容易使皮疹长期存在。典型的特应性眼睑皮炎表现为对称的、瘙痒的、鳞状的红斑或深色的、苔藓样丘疹或斑块。通常首先发生于眼睑的上内侧,持续抓挠会累及整个眼眶皮肤。剧烈的抓挠和揉搓可导致睫毛或眉毛脱落。

四、眶周黑晕

眶周黑晕表现为眶周围皮肤呈蓝灰色,对称性,境界不清,在眼眶下部最明显,无自觉症状。随着年龄的增长,眼窝有变暗的趋势。

五、Dennie‐Morgan 线

Dennie‐Morgan 线即眶下皱褶,指发生在下睑皮肤的皱褶,呈对称性、突出的褶皱,从下眼睑向内侧延伸。1948 年 Morgan 发现此体征,并认为与特应性体质有关联。它最常见于唐氏综合征患者和 60%～80%的特应性个体。眶下皱褶的出现与年龄无关,常在出生时出现,或出生后不久出现,并持续终生。80%的病例为双侧,当单侧发生时,可伴有同侧眼睑皮炎。

六、眶周粟丘疹

眶周粟丘疹是由面部皮脂腺管堵塞引起的表皮内囊肿。它们表现为无症状,1～2 mm 大小,圆顶状,白色或黄色丘疹结节,单独或成群出现在眼眶周围。

七、唇炎

AD 的唇炎包括剥脱性唇炎或人工性唇炎,多见于情绪不稳定的患者,以女孩或青年妇女居多,与干燥导致的频繁舔嘴唇有关,接触各种食物使皮炎长期存在有关。皮疹常常开始于下唇的中部,而后逐渐扩展至整个下唇或上、下唇,甚至延伸到口腔周围皮肤,有时结痂、裂口、干燥,常伴有疼痛、刺感或烧灼感。唇炎更常与面部 AD 相关,特别是在唾液过多的患者中。唇炎可持续数月或数年不等,可伴随 AD 症状好转而减轻。

八、耳下裂、耳后裂和鼻下裂

在耳下、耳后和鼻下这些区域，AD 表现为密集的细小黄色的丘疹、不对称斑片、皱褶部位裂隙。炎症通常是继发细菌感染的结果。耳下裂被认为是 AD（Hertoghe's sign）的一个显著特征。

九、颈前皱褶

在某些 AD 颈前中部可见明显的水平褶皱，如 Dennie‐Morgan 线一样，通常无明显症状，无临床意义。

十、乳头乳晕皮炎

部分 AD 患者伴有乳头乳晕皮炎，这在青春期后的女孩中最常见。乳晕部位皮肤高度敏感，一旦受到衣服的轻微摩擦就会发生变化。通常表现为群集的小丘疹、丘疱疹，搔抓摩擦后易出现糜烂渗液，单侧对称发生，也可为干燥的鳞屑性斑片，皮疹可延伸到附近乳房部位皮肤。

十一、掌跖皮炎及手掌和足底纹理增多

在 AD 患者中，手或足部皮肤受累非常常见，表现为皮肤干燥、非瘙痒性斑块、反复角化过度和指皲裂，通常掌面和跖面比手背和足背更易受累，可同时并发掌跖多汗。手足皮炎多发生于冬春季节，夏天明显缓解。有报道，手部皮炎在 AD 患者中约占 70%。特应性手足皮炎主要与鱼鳞病与遗传等因素相关，而并非与 AD 常见的变态反应性因素相关，且不同的发病机制可致不同的临床表现。

手掌和足底线状纹理增多表现为手掌与大鱼际和（或）小鱼际直角交叉的线状深沟。尽管当皮肤干燥时，这些标记变得更加明显，但这并不仅仅是干燥症的结果。鉴于 AD 常伴发寻常型鱼鳞病，寻常型鱼鳞病也常出现掌纹症，目前倾向认为 AD 患者的掌纹症可能是寻常型鱼鳞病的并发表现。

十二、外阴皮炎

外阴皮炎表现为阴唇和耻骨三角的界限分明的鳞状苔藓样红斑。在女性中，这有时是 AD 的唯一表现。在治疗效果不佳，病情持续的患者中，还需考

虑过敏或刺激性接触性皮炎,以及不恰当的用药。

十三、血管反应性改变

即白色划痕,又叫延迟发白。即用一钝性物体在皮肤上划过以后,约 15 s 后留下一条白色线状条纹为阳性,这反映 AD 患者皮肤自主神经功能紊乱。在 AD 患者中,50%~60% 的人脸色苍白,高达 60% 的人表现为皮肤白斑,轻度刺激皮肤引起反常的血管收缩(没有风团形成)。当皮内注射乙酰胆碱或甲胆碱,或局部应用烟酸时,AD 患者也会引起同样的反应,而非特应性患者表现为发红。

第五节　特应性皮炎的伴发病症

AD 可以合并多种皮肤表现或疾病,这些表现可能是特应性体质的一部分表现,如过敏性鼻炎、哮喘,也可以是 AD 并存的疾病。

一、哮喘和过敏性鼻炎

横断面和纵向研究表明,过敏性疾病按时间顺序发生:从婴儿时期的 AD 和食物过敏到儿童时期逐渐发展为过敏性鼻炎和过敏性哮喘。这种现象被定义为"过敏进程"。IgE 阳性的儿童食物过敏通常与早期的 AD 共存,这是过敏进程的最早表现。研究发现,食物过敏被认为是过敏进程的最大风险因素。有食物过敏的儿童比没有食物过敏的儿童更早发生过敏性哮喘。过敏进程的机制目前尚未完全阐明,可能与皮肤屏障功能障碍、微生物组改变、表观遗传因素、细胞和分子的"社会"功能障碍和其他预测基因的干扰等有关。

过敏性鼻炎涉及鼻黏膜炎症,通过鼻-气管反射、抗原刺激释放的各种细胞因子、鼻腔的炎症介质及分泌物等导致下呼吸道功能发生变化。分为常年性变应性鼻炎和季节性变应性鼻炎两种,两者均与 AD 密切相关。常年性变应性鼻炎的主要症状包括喷嚏发作,并呈持续性;浆液性或浆液性鼻分泌物;鼻黏膜肿胀。上述症状在全年的多数日子内存在,且发病时每天症状至少持续 1 h 以上。常年性鼻炎也可有较长时间的无症状期,且发病与花粉播散无关,发病时间不像季节性鼻炎那样固定不变,眼部症状及腭、耳部痒感也相对较轻或少见,以喷嚏和浆液性鼻分泌物增多为主,可合并支气管哮喘。其主要致敏原为吸入变应原,也可为食物、药物或其他变应原。季节性变应性鼻炎,又称枯草热或花粉症,由季节性致敏物引起,如花粉、真菌等。季节性变应性鼻炎也属于Ⅰ型变态反应,临床主要表现为鼻痒、喷嚏、鼻分泌物增多、鼻塞、眼痒、流泪、咳嗽和哮喘等,发病具有典型的季节性和地方性发病特点。

支气管哮喘是一种由多种细胞,特别是肥大细胞、嗜酸性粒细胞和T细胞参与的慢性炎症性疾病,其特点是炎症、高反应性和气道重塑。支气管哮喘的病因复杂,临床表现多变。AD患者合并的哮喘也有其自身特点。一般来说,可将支气管哮喘分为外源性和内源性两大类。外源性哮喘常有家庭特应性疾病史,其致敏原多为吸入性,常幼年发病,其中部分在青春期缓解,与AD关系密切,可以与湿疹、鼻炎、药物反应同时发生,或先后发病。内源性哮喘变应原皮试常阴性,血清IgE水平不高,可能不属于变态反应。

二、荨麻疹和血管性水肿

对食物的超敏反应包括多种表现。皮肤反应,如急性荨麻疹和血管性水肿,是食物过敏最常见的表现之一。AD患者患食物性荨麻疹/过敏反应的风险较高。食物过敏的机制尚不完全明确。在大多数患者中,特异性IgE水平往往会随着时间的推移而下降,表明机体可逐步建立针对过敏食物的耐受。在儿童,食物过敏原可通过受损的皮肤屏障产生过敏。

三、寻常型鱼鳞病

寻常型鱼鳞病是由丝聚蛋白基因功能丧失突变引起的,其临床特征为干燥症、鳞屑、毛发角化病、掌横纹明显增加,并与特应性疾病密切相关。丝聚蛋白基因功能缺陷增加了患AD和寻常型鱼鳞病的风险,并与早发性、中重度和持续性湿疹有关。

四、眼部合并症

眼的各部位均可以发生变态反应,包括睑缘炎、角结膜炎、圆锥角膜、青光眼、白内障、视网膜脱离、眼部单纯疱疹病毒感染等相关眼部并发症,其中以变应性结膜炎最有特征性。变应性结膜炎通常由气传变应原、微生物、药物等经

Ⅰ型变态反应所致，有季节性，与草木花粉关系密切。临床上表现为眼部痒、刺激感、流泪、怕光、视物模糊。

国外曾有报道在重度 AD 中白内障患病率高达 2%～30%，称为安多格斯综合征（Andogsky syndrome）。与 AD 相关的白内障是一种独特类型的白内障，患者在幼儿期发生 AD，限于面部为主，以后面部形成苔藓样变，形如"狮面"，在皮炎的晚期发生双侧白内障，可同时出现结膜炎、圆锥形角膜、葡萄膜炎和视网膜脱离。发病高峰年龄在 15～25 岁，多为双侧性，发展可快可慢，部分患者与皮损严重程度有关。

五、嗜酸性粒细胞性胃肠炎

嗜酸性粒细胞性胃肠炎（eosinophilic gastroenteritis，EG）是一种少见的慢性免疫介导的消化道疾病，以胃肠道某一部位弥漫性或局限性粒细胞浸润为特征。近半数患者个人或家庭有哮喘、过敏性鼻炎、湿疹或荨麻疹等病史。部分患者的症状可由某些食物如牛奶、蛋类、羊肉、海虾或某些药物诸如磺胺、呋喃唑酮和吲哚美辛等诱发。主要症状为腹痛、恶心呕吐、腹泻和体重减轻，病变广泛时出现小肠吸收不良、蛋白丢失、贫血等全身表现。外周血嗜酸性粒细胞增多，可有缺铁性贫血、血浆白蛋白降低、血中 IgE 增高、红细胞沉降率增快、大便隐血阳性；腹水检查可见大量嗜酸性粒细胞；胃肠 X 线检查可见受累胃肠道黏膜水肿、皱襞增宽、结节样增生，胃肠壁增厚，腔狭窄及梗阻征象等；内镜检查镜下可见黏膜皱襞粗大、充血、水肿、溃疡或结节，活检证实有大量嗜酸性粒细胞浸润。EG 临床表现多样，但缺乏特征性。凡出现不能解释的肠道症状，尤其个人或家庭中有过敏性疾患史者或进食某类食物、摄入某些药物后出现或加重胃肠道症状及体征、周围血嗜酸性粒细胞增多者，应考虑本病的可能。

六、汗疱疹

汗疱疹，又名出汗不良性湿疹，目前病因不明，可能与精神因素、局部过敏、真菌感染及 AD 病史相关。

七、其他自身免疫性疾病

AD 增加了发生自身免疫性疾病的风险，包括克罗恩病、溃疡性结肠炎、乳糜泻、斑秃、白癜风等。斑秃和 AD 临床表现均为炎症性皮肤病,都可有瘙痒的症状,皮下组织中均有大量淋巴细胞浸润。肥大细胞和嗜酸性粒细胞参与了 AD 的发病过程,在斑秃患者毛囊间质和毛囊周围也可发现其存在。丝聚蛋白基因突变的 AD 患者患斑秃的可能性更大。白癜风或再生障碍性贫血可能与 AD 的特定亚型有关。炎症性肠病与 AD 共有 39 个遗传风险位点,暗示了遗传风险。

第六节　特应性皮炎的并发症

一、感染(细菌、病毒、真菌)

AD 患者通常带有金黄色葡萄球菌,比普通人群更容易受到细菌性皮肤感染。研究发现,住院的成人 AD 患者的严重感染(包括皮肤、呼吸道、多器官和全身感染)的患病率高于非 AD 患者。AD 患者也更容易受到某些病毒性皮肤感染。AD 合并单纯疱疹病毒Ⅰ或Ⅱ型感染、传染性软疣、寻常疣等发病率增加。虽然普通疱疹感染的风险没有明显增加,但 AD 患者播散型疱疹的风险更大。AD 患者对人乳头瘤病毒相关宫颈癌和水痘的易感性似乎也更高。此外,AD 患者皮外感染的风险增加,包括呼吸道、胃肠道、泌尿道。哺乳动物皮肤的共生真菌,例如马拉色菌属的真菌,与 AD 和其他常见的炎症性皮肤病有关。通过小鼠皮肤感染模型,我们发现了马拉色菌属选择性诱导 IL - 17 和相关细胞因子。这种反应是防止皮肤真菌过度生长的关键,因为 IL - 23 - IL - 17 轴的破坏会损害马拉色菌特异性的皮肤免疫力。在皮肤完整性受损的情况下,马拉色菌的存在会显著加剧皮肤炎症。

二、红皮病

红皮病是指弥漫性红斑覆盖面积超过体表的 90%。红皮病不仅会影响皮肤,还会影响全身器官,导致病情普遍恶化,从而引起严重感染和低蛋白血症等后果。在一般情况下,AD 很少发展成红皮病。但不规范治疗,尤其是使用刺激性药物,或系统应用糖皮质激素后撤药过快可能诱发红皮病的发生。然而,红皮病的发展与 AD 的既往治疗之间的明确关系尚不清楚。

第七节　特应性皮炎相关综合征

AD 也可以是某些综合征中的一个表现。

一、Wiskott‑Aldrich 综合征

Wiskott‑Aldrich 综合征(WAS)是一种罕见的 X 连锁疾病,是一种以感染、出血倾向和湿疹为特征的家族性疾病。目前认为这种综合征的临床范围很广,可以从轻度的孤立性血小板减少症到复杂的全身表现,这些症状包括可能会危及生命的出血、免疫缺陷、特应性、自身免疫性和癌症等。嗜酸性粒细胞增多和血清 IgE 水平升高通常伴随出现,而皮损的特征基本符合 AD 的诊断标准。此外,过敏性鼻炎、哮喘和食物过敏相关疾病也在 WAS 患者中被观察到。在儿童 WAS 患者中,对常见食物抗原(如花生、虾、牛奶、蛋清、小麦)的过敏反应增加,与普通人群相比,食物过敏诊断率更高。此病潜在的机制尚不清楚,可能有缺陷的 WAS 调节性 T 细胞对 TH2 效应细胞的抑制功能缺陷,导致 IgE 介导对食物过敏原发生致敏。

二、Netherton 综合征

Netherton 综合征(NS)是一种罕见且具有潜在致命性的常染色体隐性遗传性皮肤病,发病率为每 20 万名新生儿中有 1 例。其主要的临床表现为:特应性体质;先天性鱼鳞病样红皮病或回旋形线状鱼鳞病,主要由瘙痒的多环红斑组成,两侧有环状或锯齿状鳞片;另一个特征是结节性脆发症,包括毛干内陷,形成“杯中球”的外观。主要是由于 SPINK5 基因缺失而引起的激肽释放酶肽酶活性异常。大多数患者表现出高 IgE 水平和高嗜酸性粒细胞增多症,与 AD、花粉热、食物过敏和哮喘相关。反复的细菌感染很常见。

三、高 IgE 综合征

高 IgE 综合征(或 Job 综合征)是一种罕见的免疫和结缔组织紊乱,以 IgE

升高、反复皮肤脓肿和囊肿性肺部感染为特征。非免疫学表现，如骨骼、牙齿和结缔组织异常是主要的区别特征，这些特征包括面部特征（翼间距离增加、额头突出和面部不对称）、保留乳牙、关节高度伸展、脊柱侧弯、反复发生的病理性骨折和血管异常。肺部感染和结缔组织重建受损可能导致肺结构异常的发展，包括肺气肿和支气管扩张，建立了适合定植的解剖环境，包括铜绿假单胞菌、非结核分枝杆菌和烟曲霉等。遗传以常染色体显性为主，也可发现零星病例。STAT 3 基因突变是散发性和显性形式的高 IgE 综合征的基础，高 IgE 综合征是一种免疫缺陷综合征，涉及先天免疫反应增强、反复感染和复杂的躯体特征。

四、Schwartz 综合征

Schwartz 综合征表现为孔源性视网膜脱离、高眼压和葡萄膜炎。

五、Hurler 综合征等

Hurler 综合征是临床上最严重的常染色体隐性溶酶体疾病，其特征是 α-L-艾杜糖醛酸酶（IDUA）缺乏导致肝素和硫酸素积聚，从而引起多系统的进行性恶化，包括进行性智力低下、骨骼退化、严重心肺疾病、肝脾肿大、视力障碍和耳聋，最后导致儿童死亡。

第八节　特应性皮炎严重程度评估

准确评价 AD 病情严重程度，对临床判断病情，制定治疗方案，评价治疗效果都有重要意义。目前针对 AD 的评价方法很多，但仍存在不同程度的主观影响，尚无一种足够可靠、客观，且能够全面反映出 AD 病情的综合指标。

一、临床症状与体征评分系统

（一）欧洲 AD 评分标准

1993 年欧洲 AD 研究组（European Task Force on Atopic Dermatitis，ETFAD）经过 3 年研究提出了欧洲 AD 评分标准：SCORAD 评分标准。本评分标准不仅考虑到了客观体征，而且包括主观症状，其中客观体征包括皮损范围(A)和皮损严重程度(B),而主观症状包括瘙痒和睡眠影响程度(C)。

皮肤病变范围的面积评分(A):成人的头颈部、臂各9%,躯干前、躯干后各13.5%,下肢各22.5%。14岁以下儿童中,头颈部、臂各9%,躯干前、躯干后及下肢各按18%来计算。2岁以下儿童头颈部为17%,臂9%,躯干前、后各18%,下肢按12%来计算。以1%的皮损面积计为1分。手部包括腕部,足部包括踝部,躯干包括臀部。

皮损严重程度评分(B):按上述部分(头颅、手、臂、下肢、足、躯干等6项)评分,评分标准0～3分级评分法。包括6项体征:红斑、丘疹或水肿、渗出或结痂、表皮剥脱、苔藓化、皮肤干燥(评价未受累皮肤)。根据皮损严重程度,评分标准为0～3级评分法。

瘙痒和睡眠影响程度评分(C):使用视觉模拟量表(VAS)评估瘙痒和失眠的主观症状。将最近的3昼夜平均来评分,每项0～3分四级评分,或各评分为0～10分。3分四级法:0分为无,1分为轻度,2分为中度,3分为重度。10分法:瘙痒,0＝无瘙痒,10＝患者所能想象的最严重的瘙痒;睡眠,0＝无影响,10＝根本无法入眠。

总分计算公式为A/5+7B/2+C,总分范围为0～103分。

在临床使用中,有的学者根据其中的客观体征评分来确定疾病的严重程度,0～14分为轻,15～40分为中,41～83分为重;也有的根据总分来确定疾病的严重程度,0～24分为轻,25～50分为中,51～103分为重。虽然这是一个综合分数,但如果需要,这三个方面可以分开使用。

在AD使用的所有严重程度量表中,SCORAD评分是目前应用较多的AD皮损严重程度评分法,是得到最广泛验证的疾病严重程度工具。但SCORAD评分法较复杂,限制了其广泛应用。此外,SCORAD评分更侧重于在儿童人群中的应用。

(二)湿疹面积与严重程度指数评分

1998年Charil及Hanifin等参照银屑病皮损面积和严重指数(psoriasis area and severity index,PASI),根据AD的特点提出了湿疹面积及严重程度指数评分法(eczema area and severity index,EASI)。近年来在AD的新药验证中广泛应用,特别是在多中心的研究中采用。

根据不同部位皮损症状严重程度,所占面积的大小再结合成人、儿童各部位面积占全身面积的比例的综合积分,具体的计算方法如下。

1. **临床表现评分** 分为四项,即红斑(erythema,E)、硬结/丘疹(induration/population,I)、表皮剥脱(excoriation,Ex)、苔藓样变(lichenification,L)。每一临床表现的严重度以 0~3 分计算,各种症状分值之间可记半分,即 0.5。严重度:0=无,此体征仔细观察后也不能确定;1=轻,此体征的确存在,但需仔细观察才能见到;2=中,此体征可立即看到;3=重,此体征非常明显。此界定法不需对每一体征都要确定评分的标准,比较简便。

2. **皮疹面积大小评分**

(1) 将全身分为四部分,即头颈(H)、上肢(UL)、躯干(T)、下肢(LL)。上肢包括腋外侧和手,躯干包括腋中部和腹股沟部,下肢包括臀和足部。

(2) 皮损面积计算:用患者手掌为 1%估算。

(3) 皮损面积占各部位面积比例(分值为 0~6):即 0 为无皮疹,1 为<10%,2 为 10%~19%,3 为 20%~49%,4 为 50%~69%,5 为 70%~89%,6 为 90%~100%。

(4) 四部分分配比例:由于儿童与成人各部位占全身的比例不完全相同,四部分分配比例为头颈部(8 岁以上 10%,7 岁以下的儿童 20%)、上肢(20%)、躯干(30%)和下肢(8 岁以上 40%,7 岁以下的儿童 30%)。

3. **计算分值** 根据上述各项,8 岁以上患者的 EASI 计算分值见表 3-1。EASI 给出的最高评分为 72。EASI 评估 AD 的两个维度:疾病程度和临床体征,是一种可信度和灵敏度较高的评估 AD 的严重程度的方法。一些研究人员表示,主观症状可能是评估患者发病率的最重要标志,也可能是疾病严重程度的良好指标。

表 3-1 不同年龄患者的 EASI 评分计算表

部 位	EASI 分值		
	各年龄共同计算	0~7 岁	8 岁以上
头/颈	(E+I+Ex+L)×面积	×0.2	×0.1
上肢	(E+I+Ex+L)×面积	×0.2	×0.2
躯干	(E+I+Ex+L)×面积	×0.2	×0.3
下肢	(E+I+Ex+L)×面积	×0.2	×0.4

但与 SCORAD 不同的是,它不评估瘙痒和失眠等症状,也不适用于 2 岁以下的 AD 患儿。目前改良的 EASI(modified EASI,mEASI)包括了直观模拟标度尺评价瘙痒程度。另外,根据湿疹类疾病的临床表现特点,有建议把 EASI 中临床表现加上渗出/结痂,这样更能全面反映 AD 的急性、亚急性、慢性皮损在其不同阶段的表现。

另外,EASI 评分系统较复杂、费时,需要受过训练的人员完成,从而限制了其在大规模流行病学研究中的应用。因此出现了 EASI 的变异型,如自测 EASI(self-administered EASI,SA‐EASI)可由父母或保姆自行完成孩子病情严重程度的评价。

(三)研究者整体评价法

研究者整体评价法(the investigator's global assessment,IGA)是医师在一个给定的时间点评估患者整个疾病的严重程度,在临床实验中得到了广泛应用,但临床评分的定义主观性非常强。其准确性及可靠性无法与 SCORAD 相比,但可配合其他评分标准使用。它由 6 份严重程度量表组成,从明显到非常严重(0＝无皮损,没有 AD 的炎症体征;1＝几乎没有皮损,仅有可察觉的红斑和丘疹/浸润;2＝轻度,轻度的红斑和丘疹/浸润;3＝中度,有中度的红斑和丘疹/浸润;4＝重度,严重的红斑和丘疹/浸润;5＝非常严重,伴有渗出和结痂的严重的红斑和丘疹/浸润)。

IGA 的潜在弱点包括对疾病严重程度缺乏反应和辨别能力,以及缺乏主观症状。但 IGA 与 EASI 有很好的相关性,依然被认为是一个具有合理有效性的工具。

(四)"六六"评分法

"六六"评分法,即六(区域)六(体征)评分法(six area,six sign atopic dermatitis,SASSAD),1996 年,由 Berth‐Jones 等提出,最早用于评价无嗜睡作用的抗组胺药物在 AD 治疗中的作用,广泛用于单中心和多中性研究。它评估 6 个身体部位(头/颈、躯干、手臂、手、腿和脚)的 6 种疾病严重程度的临床症状(红斑、渗出、干燥、开裂、撕裂和苔藓形成),每个临床体征都按 0～3 分进行分级,最高得分为 108 分。

SASSAD 评分方法简单有效,且易于操作,可迅速完成评分,适用于记录和监测病情活动,对局部类固醇需求、瘙痒和睡眠缺失的变化很敏感,缺点是不评估主观症状,如瘙痒和对睡眠的影响。另外,与其他一些 AD 评分方法比较，SASSAD 更容易出现明显的观察者间变异，即客观性不强。

（五）瘙痒程度直观模拟尺法

直观模拟尺（visual analogue scale，VAS）法可用于评价 AD 及其他皮肤疾病的瘙痒程度。VAS 是一个类似尺子的测量工具，尺子的下面从左至右涂有由淡到浓的颜色，左端表示无瘙痒，右端表示剧烈瘙痒、无法入睡，中间则表示不同程度的瘙痒。尺子反面与正面相对应的部位标有 0～100 的刻度，0 表示无痛痒，100 表示剧烈瘙痒、无法入睡，中间则表示不同程度的瘙痒。测定时让患者指定自己认为瘙痒程度在尺子正面上所处的位置，医师读取、记录患者所指定位置尺子反面的相应刻度，此刻度即为该患者的瘙痒记分（itching score，IS）。定期测定 IS 可比较治疗期间瘙痒程度的变化，群体研究时则取平均数进行统计学分析。

VAS 法可将患者瘙痒程度数据化，但不能反映皮损的面积和严重程度，需与其他评价 AD 皮损严重度的方法相结合使用。

二、仪器评估

AD 的评分法都存在一定程度的主观性，有必要使用一些客观方法记录、评估疾病的活动及严重度。此类方法包括通过计算机辅助评价体表面积，超声波测量经表皮水分脱失、红斑面积和性质、局部皮肤血液及皮肤表面粗糙程度，等等。

（一）CK 皮肤检测仪

通过 CK 皮肤检测仪来进行 AD 患者皮肤生理指标的测量，如油脂、水分、经皮水分流失（TEWL）、弹性、黑色素、血红素、酸碱度 pH、表面温度等项目，并通过 SkinCheckUp 肤质诊断软件，分析患者皮肤屏障功能、色素、血管等情况。

（二）手持共焦拉曼光谱（手持式 CRS）

手持式 CRS 在 785 nm 激光下工作，用来测量皮肤深达 100 μm 的生化成分，是一种新的衡量皮肤屏障功能的量化指标的仪器。据报道，手持 CRS 与标准 CRS 系统相比，手持式 CRS 具有更高的便携性，并以相似的灵敏度在不同的身体区域提供拉曼测量。这表明手持式 CRS 设备在研究和临床使用中都可能是一种宝贵的床旁资源。

拉曼光谱是一种高度敏感的光学技术，它能够以非侵入性的方式测量皮肤中的生化成分。它测量了皮肤中化学分子在激光激发下的振动模式，从而产生了拉曼效应。因此，可以半定量地估计皮肤中天然保湿因子的相对浓度，如尿囊素、神经酰胺和水分含量。在进行皮肤生理学测量的同一区域，非侵入性地从受试者的前臂屈侧获取拉曼光谱。

三、生物学评价指标与生活质量评估

（一）生物学评价指标

嗜酸性粒细胞、乳酸脱氢酶、总免疫球蛋白 E、可溶性 IL-2 受体、趋化因子配体 27、IL-13、IL-22、IL-24、IL-25、胸腺基质淋巴细胞生成素、骨膜蛋白和鳞状细胞癌抗原 2 在 AD 中升高，并显示出与其疾病活动的实质性相关性。据报道，血清胸腺和活化调节趋化因子（TARC）水平是反映疾病严重程度的最可靠的生物标志物，与 AD 有很强的相关性。其他的生物标志物包括血清 T 细胞趋化因子、sE-选择素、巨噬细胞衍生趋化因子、乳酸脱氢酶和 IL-18 仍需要进一步地验证。

（二）生活质量评估

有研究表明，客观临床评分系统评价和监测儿童及成人 AD 情况严重程度是有限的，如能通过自觉症状的评价方法和生活质量评分可以得到更多的信息，更好地了解患者每天的病情严重程度以及治疗效果。生活质量评估旨在评价疾病对患者在身体和社会心理方面的影响以及患者对所受治疗的感受。

1. 皮肤病生活质量指数（dermatology life quality index，DLQI）　用于测量 18 岁以上成年人在常规临床实践中的生活质量。问卷由 10 个问题组成，包括皮肤症状、感觉，以及皮肤病如何影响日常活动、工作和社交生活。与 CDLQI 类似，DLQI 上的每个问题的得分从 0～3，最高得分为 30 分，高分代表较差的生活质量。DLQI 和 CDLQI 都是专科专用的 QOL 量表，但不是疾病专用的 QOL 量表。

2. 儿童皮肤病生活质量指数（children's dermatology life quality index，CDLQI）　这份问卷是为 4～16 岁的儿童设计的。CDLQI 由儿童在必要时由成年人（最好是父母）帮助完成。这份问卷由 10 个问题组成，涵盖了儿童生活的不同方面，这些问题可能会受到皮肤病的影响。该工具包括身体症状，如瘙痒和失眠，以及有关友谊、欺凌、学校表现、假期影响和参与体育活动的心理社会问题。这些问题的评分从 0～3，最高分是 30 分，分数越高，生活质量就越差。

3.婴幼儿皮炎生活质量指数(infant's dermatology life quality index, IDQOL) 由 0～4 岁婴幼儿的父母完成。该工具包括 10 个问题,涉及婴幼儿在情绪、睡眠、洗澡、穿衣、玩耍、用餐时间、其他家庭活动和治疗方面的困难。每个问题的评分从 0～3,最高总分为 30 分。数字越高,生活质量的损害越大。另外还有一个问题,要求父母对 AD 的严重程度进行总体评估,按照 0～4 的等级进行单独评分。

4.皮炎家庭影响 它的设计是由孩子的照顾者(通常是父母)完成的,由 10 个问题组成,涉及家务、食物准备和喂养、睡眠、家庭休闲活动、购物、支出、疲劳、情绪困扰和人际关系。

参考文献

［1］ Spergel JM, Paller AS. Atopic dermatitis and the atopic march [J]. J Allergy Clin Immunol, 2003, 112(6): S118 - S127.

［2］ Schroeder A, Kumar R, Pongracic JA, et al. Food allergy is associated with an increased risk of asthma [J]. Clin Exp Allergy, 2009, 39(2): 261 - 270.

［3］ Hill DJ, Hosking CS, de Benedictis FM, et al. Confirmation of the association between high levels of immunoglobulin E food sensitization and eczema in infancy: an international study [J]. Clin Exp Allergy, 2008, 38(1): 161 - 168.

［4］ Yang L, Fu J, Zhou Y. Research progress in atopic march [J]. Front Immunol, 2020, 11: 1907.

［5］ Tam JS. Cutaneous manifestation of food allergy [J]. Immunol Allergy Clin North Am, 2017, 37(1): 217 - 231.

［6］ Brough HA, Liu AH, Sicherer S, et al. Atopic dermatitis increases the effect of exposure to peanut antigen in dust on peanut sensitization and likely peanut allergy [J]. J Allergy Clin Immunol, 2015, 135(1): 164 - 170.

［7］ Thyssen JP, Godoy-Gijon E, Elias PM. Ichthyosis vulgaris: the filaggrin mutation disease [J]. Br J Dermatol, 2013, 168(6): 1155 - 1166.

［8］ van den Oord RA, Sheikh A. Filaggrin gene defects and risk of developing allergic sensitisation and allergic disorders: systematic review and meta-analysis [J]. Bmj, 2009, 339: b2433.

［9］ Hsu JI, Pflugfelder SC, Kim SJ. Ocular complications of atopic dermatitis [J]. Cutis, 2019, 104(3): 189 - 193.

［10］ Paller A, Jaworski JC, Simpson EL, et al. Major comorbidities of atopic dermatitis: beyond allergic disorders［J］. Am J Clin Dermatol, 2018, 19(6): 821 - 838.

［11］ Joo JY, Cho JM, Yoo IH, et al. Eosinophilic gastroenteritis as a cause of non-Helicobacter pylori, non-gastrotoxic drug ulcers in children ［J］. BMC Gastroenterol, 2020, 20(1): 280.

［12］ Mohan CG, Silverberg JI. Association of vitiligo and alopecia areata with atopic dermatitis［J］. JAMA Dermatology, 2015, 151(5): 522 - 528.

［13］ Drucker AM, Thompson JM, Li WQ, et al. Incident alopecia areata and vitiligo in adult women with atopic dermatitis: Nurses' Health Study 2［J］. Allergy, 2017, 72(5): 831 - 834.

［14］ Givler DN, Basit H, Givler A, et al. Clinical differences between atopic and atopiform dermatitis［J］. J Am Acad Dermatol, 2008, 58(3): 407 - 414.

［15］ Paller A, Jaworski JC, Simpson EL, et al. Major comorbidities of atopic dermatitis: beyond allergic disorders ［J］. American Journal of Clinical Dermatology, 2018, 19(6): 821 - 838.

［16］ Sparber F, de Gregorio C, Steckholzer S, et al. The skin commensal yeast malassezia triggers a type 17 response that coordinates anti-fungal immunity and exacerbates skin inflammation［J］. Cell Host Microbe, 2019, 25(3): 389 - 403.

［17］ Otsuka R, Tanaka A, Takahashi M, et al. The relationship between the development of erythroderma in patients with atopic dermatitis and the avoidance of anti-inflammatory topical drugs［J］. Allergol Int, 2021, 70(3): 376 - 378.

［18］ Candotti F. Clinical manifestations and pathophysiological mechanisms of the Wiskott-Aldrich syndrome［J］. J Clin Immunol, 2018, 38(1): 13 - 27.

［19］ Chiticariu E, Hohl D. Netherton syndrome: insights into pathogenesis and clinical implications［J］. J Invest Dermatol, 2020, 140(6): 1129 - 1130.

［20］ Ponsford MJ, Klocperk A, Pulvirenti F, et al. Hyper-IgE in the allergy clinic — when is it primary immunodeficiency? ［J］. Allergy, 2018, 73(11): 2122 - 2136.

［21］ Holland SM, DeLeo FR, Elloumi HZ, et al. STAT3 mutations in the hyper-IgE syndrom［J］. N Engl J Med, 2007, 357(16): 1608 - 1619.

［22］ Poe MD, Chagnon SL, Escolar ML. Early treatment is associated with improved cognition in Hurler syndrome［J］. Ann Neurol, 2014, 76(5): 747 - 753.

［23］ Rehal B, Armstrong AW. Health outcome measures in atopic dermatitis: a systematic review of trends in disease severity and quality-of-life instruments 1985 -

2010［J］. PLoS One, 2011, 6(4)：e17520.

［24］Ho CJH, Yew YW, Dinish US, et al. Handheld confocal Raman spectroscopy (CRS) for objective assessment of skin barrier function and stratification of severity in atopic dermatitis (AD) patients［J］. J Dermatol Sci, 2020, 98(1)：20 - 25.

［25］Nakahara T, Izuhara K, Onozuka D, et al. Exploration of biomarkers to predict clinical improvement of atopic dermatitis in patients treated with dupilumab：a study protocol［J］. Medicine (Baltimore), 2020, 99(38)：e22043.

［26］Breiteneder H, Peng YQ, Agache I, et al. Biomarkers for diagnosis and prediction of therapy responses in allergic diseases and asthma［J］. Allergy, 2020, 75(12)：3039 - 3068.

［27］Lewis-Jones MS, Finlay AY. The children's dermatology life quality index (CDLQI)：initial validation and practical use［J］. Br J Dermatol, 1995, 132(6)：942 - 949.

［28］Beattie PE, Lewis-Jones MS. An audit of the impact of a consultation with a paediatric dermatology team on quality of life in infants with atopic eczema and their families：further validation of the Infants' Dermatitis Quality of Life Index and Dermatitis Family Impact score［J］. Br J Dermatol, 2006, 155(6)：1249 - 1255.

［29］宋志强.特应性皮炎的临床表型和内表型［J］.中华皮肤科杂志,2021,54(3)：259 - 263.

［30］中华医学会皮肤性病学分会免疫学组,特应性皮炎协作研究中心.中国特应性皮炎诊疗指南(2020 版)［J］.中华皮肤科杂志,2020,53(2)：81 - 88.

［31］Pyun BY. Natural history and risk factors of atopic dermatitis in children［J］. Allergy Asthma Immunol Res, 2015, 7(2)：101 - 105.

［32］Davidson WF, Leung DYM, Beck LA, et al. Report from the national institute of allergy and infectious diseases workshop on "atopic dermatitis and the atopic march：mechanisms and interventions"［J］. J Allergy Clin Immunol, 2019, 143(3)：894 - 913.

［33］Silvestre Salvador JF, Romero-Pérez D, Encabo-Durán B. Atopic dermatitis in adults：a diagnostic challenge［J］. J Investig Allergol Clin Immunol, 2017, 27(2)：78 - 88.

［34］Silverberg JI, Vakharia PP, Chopra R, et al. Phenotypical differences of childhood- and adult-onset atopic dermatitis［J］. J Allergy Clin Immunol Pract, 2018, 6(4)：1306 - 1312.

［35］Son JH, Chung BY, Kim HO, et al. Clinical features of atopic dermatitis in adults are different according to onset［J］. J Korean Med Sci, 2017, 32(8)：1360 - 1366.

第四章
特应性皮炎的实验室检查

AD 发病涉及 IgE 和非 IgE 介导的混合性免疫学机制,查清诱发变态反应的变应原可对其做出更明确的特异性诊断。

变应原检测方法可分为体内和体外两种,体内实验主要指各种皮肤试验,包括皮肤点刺试验、皮内试验、斑贴试验等,体外实验主要指血清中总 IgE 和变应原特应性 IgE 和 IgG 的测定。在临床检测中,通常以阳性皮肤点刺试验和(或)血清特异性 IgE 结果,结合有意义的阳性临床病史作为 AD 确诊变应原的依据。

第一节 检 查 目 的

对 AD 的有效干预首先就是减少和避免接触变应原。根据变应原的检测结果还有助于确定 AD 的临床分型,如 IgE 正常的内源性 AD 和 IgE 高的外源性 AD。AD 患者皮肤屏障功能障碍,免疫失衡,容易继发微生物感染,微生物学检测对明确感染有着重要意义。皮肤病理检查则有助于将 AD 与其他疾病如蕈样肉芽肿、毛发红糠疹、免疫性疱病、朗格汉斯细胞组织细胞增生症等进行鉴别。

第二节 变应原体内试验

变应原体内试验包括皮肤试验、黏膜试验和激发试验,其中皮肤试验包括皮内试验(intradermal test，IT)、皮肤点刺试验(skin prick test，SPT)、划痕试验、斑贴试验、特应性斑贴试验(atopic patch test，APT)。在 AD 患者中最常用的体内变应原检测试验主要有 SPT、斑贴试验、APT。划痕试验、IT 和 SPT 用于检测Ⅰ型变态反应的变应原，斑贴试验用于检测Ⅳ型变态反应的变应原。

一、皮肤点刺试验

（一）原理

SPT 的试验目的是检测皮肤内肥大细胞表面是否结合有变应原特异性 IgE，是一种特殊的皮内试验。皮肤点刺试验安全、易于操作、灵敏度高、临床相关性好，患者痛苦小，因此欧洲变态反应和临床免疫学协会(EAACI)推荐其为最佳体内诊断方法。皮肤点刺试验对吸入性过敏原的诊断价值远高于食入过敏原。

（二）方法

1. 操作方法 消毒患者前臂曲侧皮肤，先将 1～2 滴变应原溶液滴在皮肤上，间距 2 cm 以上，然后将点刺针垂直放在变应原液滴中，用示指顶住针尾，向下轻压刺破皮肤，注意不可用力过猛，以防出血而影响皮肤反应的结果，1 s 后将针提起，2～3 min 后将变应原液滴轻轻擦干，15～20 min 时观察皮肤反应。

2. 对照

（1）阳性对照：常用的阳性对照液为盐酸组胺，浓度 10 mg/mL。点刺产生的平均风团直径介于 4～6 mm，可很快消退，一般不会出现晚期相反应。

（2）阴性对照：多选用变应原的稀释保存液（即变应原溶媒）或生理盐水。皮试阴性对照液呈阴性反应，但在某些情况下，如患者呈高敏感状态可出现假阳性反应。

（三）结果判读

根据测定的风团和红晕大小可进行阳性反应的分级。原则上以风团反应为准，红晕反应仅作参考，伴有红晕的风团更具有临床价值。由于不同个体对变应原的反应差异较大，对组胺的反应也存在差异，通过将变应原所诱发的红斑和风团与阳性对照作比较来判断患者过敏程度并进行分级更加可靠。当点刺处风团直径比阴性对照大 3 mm 以上判定为阳性，反之为阴性，与阳性对照风团直径相同者为（＋＋＋），是阳性对照风团直径的 1/2 者为（＋＋），是阳性对照风团直径的 2 倍及以上者为（＋＋＋＋）。

阳性对照液皮肤试验应呈阳性反应，如出现阴性反应，说明变应原皮试结果不可靠，故阳性对照是为了排除假阴性反应；相反，如果阴性对照出现风团和红晕反应，变应原呈同样的阳性反应也不具有临床意义，因此阴性对照是为了排除假阳性反应。

在结果评判中，除了观察皮试 15～20 min 后的速发反应外，有条件者还应观察皮试几小时后发生的迟发相反应，这对诊断也非常有帮助。

（四）临床意义

欧洲变态反应和临床免疫协会（EAACI）的指导性文件中指出正确应用SPT 对大多数患者来说是检测过敏与否的最方便和便宜的检测方法。SPT 阳性预测值＜50％，而阴性预测值＞90％。

SPT 阴性可基本排除当时该过敏原 IgE 介导的过敏，SPT 阳性需进一步确诊。需要注意的是对于 1 岁以下婴儿，SPT 阴性结果需考虑排除假阴性可能。仅 SPT 阳性不能诊断食物过敏，其结果的解释必须结合病史，也无需进行盲目的饮食回避，应在暴露中观察。

诊断变态反应病的基础是临床病史，皮肤点刺试验结果必须结合病史和体检结果，反对仅仅凭皮肤试验结果就判定患者何种物质过敏的做法。而且，皮肤点刺试验出现阳性反应不一定意味着疾病具有变态反应性，因为非变态反应性个体也可有特异性 IgE 抗体，但他们并没有变态反应性疾病的症状（敏感状态）。此外，由于皮肤的敏感性可存在数月或数年而保持不变，故皮肤点刺试验出现阳性反应并不只代表现在，也可代表过去或将来变态反应性疾病的病因。因此，在排除假阳性和假阴性反应后，皮试结果的判断必须结合病史和体检结果。这一原则也适用于体外特异性 IgE 检测结果的分析。

对大多数吸入变应原而言，如果患者皮肤试验出现阳性反应，又有临床诱发过敏反应的病史，则提示该变应原为该变态反应性疾病的致敏原。相反，如果患者没有变应原诱发疾病的病史而且变应原皮肤试验也呈阴性者，则提示该病可能不是一个 IgE 介导的 Ⅰ 型变态反应性疾病。

根据临床经验，如果皮试阳性而临床病史阴性，在排除假阳性的情况下，可能与患者的敏感状态有关，即患者处于一种对某种变应原敏感但未达到诱发疾病发作的状态，这种情况在正常人群中也存在。如果皮试阴性而患者却又可提供变应原诱发过敏反应的病史，比如对牛奶皮肤点刺试验阴性，而患者在进食牛奶后又出现了皮肤红斑、风团,这就需要多方面分析其原因。比如是否有可能是该患者对青霉素过敏(因为牛奶中多含有微量的青霉素),是否进食牛奶后所诱发的症状并不是通过 IgE 介导的,而是 IgG 介导的。必要时可通过测定血清中的特异性 IgE 或激发试验来进一步确定。国外有学者提供了一个更简单明了的解释指南与上述原则类似(表 4-1)。

表 4-1 皮肤试验结果的解释

病史提示	皮肤试验结果	临 床 意 义
敏感	阳性	与变应原相关的可能性极强
不敏感	阳性	在高强度的自然暴露中观察患者
敏感	阴性	(1) 回顾患者用药情况:抗组胺药、抗抑郁药; (2) 回顾其他引起假阴性试验的原因,如劣质的试验材料和技术不恰当; (3) 在高强度的自然暴露中观察患者; (4) 进行激发试验(很少做)

对于食物的阳性反应的解释应特别小心,因为食物诱发的变态反应并不总是由 IgE 介导的,所以皮肤点刺试验结果对食入性不如吸入变应原可靠。临床怀疑食物变应原的作用时,建议采用新鲜食物或水果榨汁进行皮肤试验外,必要时可进行食物日记、排除激发试验或双盲安慰药对照食物激发试验(DBPCBC)。

(五) 不良反应

一般情况下皮肤点刺试验是比较安全的,即使出现不良反应也常发生在局部。但是亦有极少数高度敏感的患者,可发生强烈的全身性反应,包括腹痛、荨麻疹、喉头水肿、支气管痉挛、过敏性休克等。若已知对某种物质高度过敏,则不宜再做试验。哮喘发作期、身体虚弱以及不合作的儿童、有严重或广泛的皮炎、湿疹者也不适宜做。食物曾诱发严重的呼吸道变态反应者,也不适宜做。

(六) 预防

皮试时应准备好常规抢救的药品和设施。由于皮试诱发的严重反应多在皮试后 15~20 min 内,因此这段时间应严密观察。

二、特应性斑贴试验

斑贴试验在经典的接触性皮炎中,被用来评价某种接触变应原(主要是小分子的无机化合物)诱发的特异性细胞免疫反应。而在 AD 发病中,变应原除了小分子的无机化合物外,更多的是气传变应原和食物变应原。通过皮肤斑贴试验,观察皮肤有无湿疹样反应,不但在临床有助于确定这些变应原的作用,而且对了解 AD 的变态反应机制有着重要意义。

(一)试验原理

APT 是在皮肤上使用完整的蛋白质过敏原进行斑贴的诊断性试验,与迟发型过敏反应相关。APT 的基本操作方法和传统的斑贴试验类似,其特异性高(>90%),但敏感性较低,可能与目前 APT 的方法和试剂尚未标准化有关,对非 IgE 介导的食物过敏有一定诊断价值。

目前推荐 APT 用于:① sIgE 检测阴性的 AD 食物过敏。② 找不到诱因的严重或持续 AD。③ 多种 sIgE 阳性但无法证实其与临床相关性的 AD。临床上 AD 患者皮疹复发加重怀疑可能与某些接触因素相关,或者常规抗炎治疗已达足够疗程,但皮疹改善不明显或再加重时,可考虑进行特应性斑贴试验。

(二)方法

APT 基本方法与斑贴试验类似,将一定浓度的吸入或食物变应原(如尘螨、牛奶等)在 AD 患者的背部正常皮肤进行斑贴,在 48 h 和 72 h 后观察可能出现的反应。所有拟接受 APT 试验的患者应首先停用口服抗组胺药和系统性或局部(测试区)使用激素至少 7 d。

1. 试验方法 选择患者背部未受累皮肤为受试部位,抗原置于 12 mm 直径的斑贴小室中,敷贴 48 h,48 h 后取下斑室器,72 h 后判读结果。其间禁服用抗过敏药物及皮质激素类药物,密切观察生命体征、精神状态及斑贴局部皮肤变化,如有异常及时就诊。

2. 结果判读 APT 反应的观察标准及分级尚未统一,有学者采用国际接触性皮炎研究机构(International Contact Dermatitis Research Group, ICDRG)推荐的常规斑贴试验的结果判读及分级标准,也有应用 ETFAD (European Task Force on Atopic Dermatitis)1998 年推荐的 APT 反应分级标准(表 4-2)。

表 4 - 2　ETFAD 推荐的 APT 反应分级标准

分　　级	表　　现
—	阴性
?	仅见可疑红斑
+	红斑,浸润
2+	红斑,很少丘疹(少于 3 个)
3+	红斑,丘疹 4 个
4+	红斑,多个丘疹或丘疹泛发
5+	红斑、丘疹和水疱

（三）临床意义

1. APT 与其他变应原检测方法的相关性　APT 与皮肤点刺试验(SPT)和放射性变应原吸附试验(RAST)检测之间有无关联性,目前仍存在不同的观点。从理论上讲三种方法虽然都是检测变应原,但机制却不一样。SPT 是检测皮肤肥大细胞上结合的特异性 IgE,RAST 是检测血清中游离的 IgE,这两种方法主要是用于检测 I 型变态反应的变应原,而 APT 则是检测 IV 型变态反应变应原的。

2. APT 敏感性与特异性　多项评价研究发现,同样是检测蛋白类过敏原,虽然 APT 阳性率比 SPT 和 RAST 的阳性率低,但 APT 阳性的特异性更高,且和临床病史有显著相关性。多数学者认为 APT 更能说明变应原在 AD 的作用,对 AD 的诊断价值比 SPT 和 RAST 特异性更好,具有更高的临床诊断意义。但对于食入性变应原,食物特异性 IgE 或 APT 可信性均不高,因此双盲安慰剂对照的食物激发试验可能仍然是食物过敏诊断的金标准。

3. APT 的诊治价值　对于有气传变应原诱发的疾病患者,APT 可作为一种重要的诊断工具。类似变应性哮喘中的支气管激发试验和过敏性鼻炎中的鼻黏膜激发试验,APT 可以看作是一种在皮肤做的激发试验。经皮途径诱导的、IgE 依赖的变态反应在部分 AD 患者起作用,这对 AD 的变应原诊断尤为重要。

与传统的 SPT 和 RAST 方法相比，APT 在 AD 吸入性变应原诊断方面具有更高的临床价值。当然如将 APT 与经典的皮肤试验或特应性 IgE 检测相结合，可进一步提高临床检测变应原的准确性。

APT 阳性的确定意义有待深入明确，尤其当病史阴性、皮肤点刺试验阴性或 RAST 阴性时，APT 阳性与临床到底有何相关性，目前还无法进一步确定，但推荐此类患者中使用合适的特异性避免策略。

总之，APT 可以用于临床上怀疑对气传和食物变应原有致敏反应的患者，与经典的变应原检测方法相比，APT 的特异性和临床相关性更好。

（四）不良反应

APT 发生不良反应报道较少，主要为轻度局部发红、接触性荨麻疹、胶带刺激及局部发痒。

三、食物激发试验

激发试验是模拟自然途径，使变应原进入人体，引起一次轻微的发病。从严格意义上说，皮肤试验也属于激发试验的范畴。规范的激发试验是最可靠的特异性诊断方法，但有时给患者带来痛苦和危险，不能作为临床常规的检查方法，只有在非常必要时，在确保安全的情况下方可实施。激发试验包括鼻黏膜激发试验、支气管激发试验、药物激发试验和职业激发试验。

食物激发试验（oral food challenge test，OFC）是诊断食物过敏的可靠方法，分为开放性、单盲及双盲食物激发试验。其中双盲安慰剂对照食物激发试验是诊断食物过敏的金标准。需要关注的是食物激发试验存在严重过敏反应的风险，因此应在有抢救设施的条件下开展，并需在经验丰富的专科医护监视下进行。

激发过程中，除观察速发过敏反应症状，每日需计算 AD 严重程度SCORAD 评分。食物诱发出速发反应症状和（或）SCORAD 评分增加≥10 分即为阳性。隔离可疑食物至少 1 周，直到 SCORAD 评分下降 10 分及以上。如果无特别可疑的食物，则停食鸡蛋、牛奶、花生、鸡蛋、大豆和小麦至少 1 周。母乳喂养的患儿，其母亲也要隔离相同的可疑食物。人工喂养的患儿在怀疑牛奶过敏时，停止普通配方奶粉喂养，用深度水解蛋白奶粉或氨基酸奶粉替代。母乳喂养的患儿，其母亲摄入可疑食物的方式为每间隔 1 周摄入一种新的食物。

第三节　变应原体外试验

变应原的体内试验结果常受多种因素影响,对结果的判断和解释存在一定的主观性,也不能进行精确的定量分析。因此对皮损泛发、有严重过敏反应病史、服药后皮肤免疫受抑制、所要检测的抗原不适宜做皮肤试验(如化工原料)时,可考虑检测血液中的变应原抗体。

一、原理

最早和最经典的测定血清变应原实验方法是放射性变应原吸附试验(radioallergosorbent test,RAST)。实验是通过将变应原吸附于固相载体,加入一定量患者血清,血清中如果存在所吸附的变应原特异性 IgE,其将与变应原结合,加入放射性标记的抗 IgE 抗体,就可检测到放射活性。近年来,检测特异性 IgE 的体外试验方法不断改进,出现了利用免疫荧光、酶技术和高度灵敏的现代化检测特异性 IgE 检测方法。

二、临床意义

IgE 是介导 I 型变态反应的抗体,血清总 IgE 升高,提示发生变态反应性疾病的可能较大。许多因素可以影响总 IgE 的水平。新生儿期总 IgE 水平非常低,随着年龄的增长其水平逐渐增高。学龄前儿童总 IgE 可接近正常成人水平,青春期水平最高,30 岁以后逐渐下降,老年人总 IgE 水平处于较低水平。总 IgE 水平升高还见于寄生虫感染、选择性 IgA 缺乏症、骨髓瘤、霍奇金病、肾病综合征、肝脏疾病等。

三、变应原特异性 IgE 检测

过敏患者的血清中存在着具有变应原特异性的 IgE,称为特异性 IgE(sIgE)。目前采用 UniCAP 全自动检测系统(荧光酶标法)检测特异性 IgE,是体外过敏原诊断的金标准。sIgE 的定量检测具有较高的可信度,特异性和敏感性在 85%~95%。sIgE 水平越高,与临床疾病的相关性越强。

我国2020版AD诊疗指南根据实验室检查特征总IgE水平是否有sIgE，将AD分为内源型和外源型，内源型指血清总IgE水平正常（＜200 KU/L），无特应性疾病史，缺乏过敏原sIgE；外源型指以高水平IgE为特征，有个人或家族性的特应性疾病史及食物和（或）吸入性过敏原sIgE水平增高。

在许多变应原检测系统中除了单项变应原sIgE检测外，也有一定的组合。比如在CAP系统的Phadiatop（吸入物变应原过筛试验），它包含空气中90%以上的常见变应原，如果出现阳性可提示对吸入物的一种或多种变应原过敏，可进一步进行详细检测；如果阴性，则初步提示患者对常见的气传变应原不过敏。

食物过敏原过筛试验（fx5E）是检测血清中是否存在鸡蛋、牛奶、鳕鱼、小麦、花生、大豆的sIgE抗体。阳性提示对其中的一种或多种食物过敏（敏感性89%、特异性96%）。这种方法的敏感度和特异度都可达90%左右，大大方便了临床筛查并减少了患者的经济负担。

与SPT相比，sIgE结果可以客观定量分析，无体内试验的风险，不受AD皮损、药物治疗等因素的影响。sIgE检测和SPT的一致性为85%～95%。sIgE阳性表示患者对该抗原发生Ⅰ型变态反应，但不一定产生临床症状，这种情况被认为是致敏。

四、变应原特异性IgG检测

在AD过敏原诊断的意义目前尚有争论，目前与AD相关的特异性IgG（sIgG）检测有食物sIgG和螨IgG4检测。多数学者认为食物sIgG是食物不耐受的检测指标，是一种抗原暴露后的正常免疫反应，而非食物过敏。由于无症状食物过敏患者及健康人群也可存在该抗体，一般不建议用于食物过敏诊断。对AD伴有消化道症状者，如肠道蠕动障碍（绞痛、呕吐、排便习惯改变）、便血或大便潜血等，建议与消化科等多学科合作诊治。

五、其他

（一）血清嗜酸性粒细胞阳离子蛋白

血清嗜酸性粒细胞阳离子蛋白（eosinophil cationic protein，ECP）可能对监测AD病情活动是一个有用的指标。有资料提示体内"活化的"循环嗜碱性粒细胞及其嗜碱性粒细胞释放增加，特别是对C5a的反应增加，可能是较严重 AD 的标志。临床上部分 AD 患者外周血嗜酸性粒细胞明显升高,尤其是皮疹泛发的婴幼儿 AD,可达 40%～50%。有研究表明外周血嗜酸性粒细胞升高与迟发性食物过敏有关。因此,临床上如发现 AD 患者外周血嗜酸性粒细胞明显升高,应注意与食物过敏的相关性,建议进行特应性斑贴试验。

(二)趋化因子

趋化因子(chemokines)具有趋化白细胞至炎症部位的作用。血清趋化因子包括巨噬细胞源性趋化因子(macrophage-derived chemokine,MDC)、胸腺激活调节趋化因子(thymus and activation-regulated chemokine,TARC)、嗜酸性粒细胞活化趋化因子(eotaxin,EOX)、干扰素－c 诱导的蛋白 10(interferon-c inducible protein10,IP－10)和单核细胞趋化蛋白 1(monocyte chemotactic protein-1,MCP－1)。对这些因子与 AD 严重性的相关性研究表明,血清 MDC 水平与 SCORAD 及其皮损范围和严重程度相关;血清 TARC 浓度与皮损范围和严重程度弱相关,但与 SCORAD 不相关;MDC 和 EOX 血清水平在中度 AD 较轻度 AD 高;其他趋化因子与 AD 严重度不相关。可见,血清 MDC 浓度是评价婴儿和儿童的 AD 严重程度的有用炎症标志物。

六、检测程序

从现代变态反应学的观点来看,一个完整的变态反应病诊断应包括三部分:详尽的病史、体内试验和体外试验。病史对变态反应性疾病的诊断尤其重要。一份好的病史,不但能提供疾病诊断的依据,还能提供致敏物的线索,缩小变应原检测的范围,减少患者不必要的开支。线索包括患者症状的诱发和加重因素,同时还应注意隐匿线索(如肉类中的抗生素、食品添加剂、色素等)。

北京协和医院变态反应科张宏誉推荐的变应原特异性诊断程序可供我们临床参考。

(1)当临床病史非常典型或不适宜做皮试时,可直接进行过筛试验或 sIgE 检查。

(2)对大多数患者,在采集病史的基础上先做常规的吸入或食物变应原皮肤试验,如有阳性,再对相应的变应原做 sIgE 测定,如病史、皮试和 sIgE 均符合,则可确定变应原。

（3）如果皮试均阴性或不明显，可根据病情做总 IgE、常见吸入变应原筛选、常见食入变应原筛选，如果这些试验仍阴性，则可初步排除 IgE 介导的速发型变态反应。

在确定患者的变应原上必须慎之又慎，以免给患者带来精神和思想上的负担。许多皮肤科医师在变应原检测认识上存在误区，仅凭试验结果就告知患者对何种物质过敏，甚至进行不必要或不正确的特异性免疫治疗，不但给患者带来经济、思想负担，甚至有时导致比较严重的后果。

第四节　皮肤屏障功能检测技术

无创性皮肤屏障功能检测技术是一种方便、快捷的科学检测方法，测量指标包括经表皮水分流失、角质层含水量、表皮 pH 值、皮脂含量等。

一、经表皮水分流失

经表皮水分流失（transepidermal waterloss，TEWL）作为皮肤屏障功能的重要评估指标，代表从皮肤表面蒸发的水分量。一般来说，TEWL 值越高，表示经表皮失水越多，角质层的屏障功能越差。目前使用最广泛的检测技术是开放式腔室方法。该方法仅限于测量水平表面，测试过程中尽量保持测试探头的垂直稳定状态。

二、角质层含水量

在皮肤生理功能活动中，角质层含水量（stratum corneum hydration，SCH）有重要的调节作用。角质层水分在健康皮肤中的含量在 10%～20%。当 SCH 低于 10%时，角质细胞变得质脆易碎，皮肤屏障结构受损，从而功能减弱，皮肤开始出现干燥、粗糙等各种问题；高于 20%时皮肤的渗透性增高，皮肤容易遭受外界有害物质的侵袭。

三、皮脂含量

皮肤脂质具有滋润皮肤，防止水分流失，抑制细菌生长等作用，同时还参与 pH 的形成。皮脂成分的含量、结构或比例的变化都会对皮肤屏障功能产生影响。研究发现年龄、性别以及环境等多种因素均会影响皮脂的分泌水平,人在 15～35 岁皮脂分泌率最高,夏季皮脂分泌也明显增加。目前最常用的检测方法是脂带法。

四、表皮 pH 值

皮肤分泌的油脂、汗液及 CO_2 等成分共同形成的表皮 pH 值,也是评估皮肤屏障功能的重要指标。表皮 pH 值在表皮屏障稳态调节和抗菌防御机制中起着重要作用。一般情况下,皮肤表面为弱酸性,pH 值维持在 4.5～5.5。单玻璃棒测量电路是目前测量皮肤表面 pH 值最普遍的方法。

第五节　微生物检测

微生物感染是 AD 重要的诱发因素。研究发现,AD 皮损和外观正常皮肤常伴有以金黄色葡萄球菌定植增加和菌群多样性下降为主要表现的皮肤菌群紊乱,以及所导致的代谢等功能异常,促进了皮肤炎症的发展。主要涉及的微生物包括金黄色葡萄球菌、马拉色菌、单纯疱疹病毒等。微生物学检测对明确感染有着重要意义。AD 患者在有明显金黄色葡萄球菌感染征象时可短期系统或外用抗生素治疗,抗生素可根据药敏结果选择。当发生疱疹性湿疹时应积极给予系统抗病毒治疗。

第六节　病理学检查

一、普通病理

AD 病理属于海绵水肿性皮炎,包括真皮和表皮的改变。急性期组织病理变化主要在表皮,显示细胞间及细胞内水肿,乃至海绵形成,棘层内及角层下水疱,疱内含少数淋巴细胞、中性粒细胞及崩解的表皮细胞。在水疱周围的表皮各层细胞间,能发现移入表皮的淋巴细胞及中性粒细胞。真皮上部血管扩张,结缔组织水肿,血管周围轻度细胞浸润,主要为淋巴细胞。有时也有少数中性及嗜酸性粒细胞。亚急性期表现为表皮细胞内水肿、海绵形成及少数水疱,轻度表皮肥厚和程度不等的角化不全,真皮内血管周围有较多的淋巴细胞浸润。慢性期时棘层增厚,表皮突显著延长,并有角化过度及角化不全,在表皮内可能尚有轻度的细胞间水肿。真皮上部显示轻度血管周围炎症浸润,以淋巴细胞居多,此外尚有嗜酸性粒细胞及纤维细胞,毛细血管数目增多,内皮细胞肿胀和增生。

二、蛋白质组学

基于血液蛋白质组学研究的结果,中重度 AD 越来越被认为是一种全身性疾病。为探讨同一个体中 AD 皮肤蛋白质组学特征及其与血液蛋白质组和皮肤基因组图谱的关系,有研究使用 Olink 蛋白质组学对 20 例中重度 AD 患者和 28 例健康人的皮损和非皮损活检标本和血液进行检测,使用了 $10\,\mu g/10\,\mu L$ 的皮肤组织和血液样本以及对皮肤标本进行 RNA 测序。结果发现,AD 患者的皮肤蛋白质组的炎症标志物(基质金属蛋白酶 12;Th2/IL-1R1/IL-33R,IL-13,趋化因子配体 17;Th1/C-X-C 基序趋化因子 10;Th17/Th22/PI3,CCL20,S100A12)和心血管相关蛋白,在皮损处甚至是非皮损处都有显著上调。与血液相比,皮肤相关蛋白表现出更高和显著的上调。

内表型是联系临床表型和基因型之间的一系列生物标志物,是近年来针对复杂疾病研究提出的一种新的概念。有学者从 AD 不同发病年龄、种族背景及疾病严重程度等方面综述了 AD 临床表型的差异,其内表型及相关生物标志物的临床意义。

(一)疾病筛查生物标志物

在疾病出现临床症状前,根据婴儿和儿童 AD 的自然病史,使用生物标志物来识别 AD 高危新生儿,并进行早期干预可能推迟疾病的出现。测定经皮失水,对编码表皮结构蛋白的基因(如 FLG)突变和变异的筛查等均可有助于检测高危人群。

(二)疾病严重程度生物标志物

目前文献中描述的大多数潜在的生物标志物或多或少与疾病严重程度变

化有关,如胸腺活化调节趋化因子 CCL17、巨噬细胞衍生趋化因子 CCL22、皮肤 T 细胞房获趋化因子 CCL27、IL－31、IL－33、IL－22、LL37、IL－18、IL－16、肺及活化调节趋化因子(CCL18)等,其中 CCL17 更为特异和敏感。然而,生物标志物在临床实践中的价值目前尚有限。

(三)预测 AD 病程或合并症风险的生物标志物

AD 患者合并疱疹样湿疹时,其朗格汉斯细胞中吲哚胺 2,3－双加氧酶过度表达,提示该加氧酶可能是一种可预测 AD 发生严重病毒感染并发症的生物标志物。此外,Th1、Th17 及 TNF－α 水平可作为预测 AD 患者合并炎症性肠病和类风湿关节炎的生物标志物。

(四)指导靶向治疗的生物标志物

基于 AD 的内表型开发靶向 AD 致病基因和病理生理过程的药物是未来 AD 治疗的新目标。儿童 AD 有显著的 Th17/Th22 细胞失衡,呈现 Th2、Th9 和 Th17 细胞的活化,而成人 AD 的 T 细胞反应以 Th22 细胞活化为主,因此针对 Th2 细胞因子的生物制剂在儿童中可能比在成人中更有效。

参考文献

[1] 宋潇,宋志强.特应性皮炎的诊断:争议和事实[J].中华皮肤科杂志,2021,54(1):89-92.

[2] 中国医师协会皮肤科医师分会儿童皮肤病专业委员会,中华医学会皮肤性病学分会儿童学组,中华医学会儿科学分会皮肤性病学组.儿童特应性皮炎相关食物过敏诊断与管理专家共识[J].中华皮肤科杂志,2019,52(10):711-716.

[3] Burks AW, Mallory SB, Williams LW, et al. Atopic dermatitis: clinical relevance of food hypersensitivity reactions[J]. J Pediatr, 1988, 113(3): 447-451.

[4] Wollenberg A, Barbarot S, Bieber T, et al. Consensus-based European guidelines for treatment of atopic eczema (atopic dermatitis) in adults and children: part I [J]. J Eur AcAD Dermatol Venereol, 2018, 32(5): 657-682.

[5] Werfel T, Ballmer-Weber B, Eigenmann PA, et al. Eczematous reactions to food in atopic eczema: position paper of the EAACI and GA2LEN[J]. Allergy, 2007, 62(7): 723-728.

[6] Tsakok T, Marrs T, Mohsin M, et al. Does atopic dermatitis cause food allergy? A systematic review[J]. J Allergy Clin Immunol, 2016, 137(4): 1071-1078.

[7] 中华医学会皮肤性病学分会免疫学组,特应性皮炎协作研究中心.中国特应性皮炎诊

疗指南(2020版)[J].中华皮肤科杂志,2020,53(2):81-88.

[8] Camargo CA, Ganmaa D, Sidbury R, et al. Randomized trial of vitamin D supplementation for winter-related atopic dermatitis in children [J]. Journal of Allergy & Clinical Immunology, 2014, 134(4):831-835, e1.

[9] Linda, Serrano, Kevin, et al. Association between atopic dermatitis and extra-cutaneous bacterial and mycobacterial infections: a systematic review and meta-analysis[J]. Journal of the American AcADemy of Dermatology, 2019, 80(4):904-912.

[10] Pavel AB, Zhou L, Diaz A, et al. The proteomic skin profile of moderate-to-severe atopic dermatitis patients shows an inflammatory signature [J]. Journal of the American Academy of Dermatology, 2019, 82(3):690-699.

[11] 周杰,宋志强.特应性皮炎的临床表型和内表型[J].中华皮肤科杂志,2021,54(3):259-263.

[12] 宋志强,郝飞.变应原检测的再认识[J].临床皮肤科杂志,2006,35:333.

[13] Kerkhof M, Dubois AE, Postma DS, et al. Role and interpretation of total serum IgE measurements in the diagnosis of allergic airway disease in adults[J]. Allergy, 2003, 58:905.

[14] Roehr CC, Reibel S, Ziegert M, et al. Atopy patch tests, together with determination of specific IgE levels, reduce the need for oral food challenges in children with atopic dermatitis[J]. J Allergy Clin Immunol, 2001, 107:548.

[15] Osterballe M, Andersen KE, Bindslev-Jensen C. The diagnostic accuracy of the atopy patch test in diagnosing hypersensitivity to cow's milk and hen's egg in unselected children with and without atopic dermatitis [J]. J Am Acad Dermatol, 2004, 51:556.

[16] Holm L, Matuseviciene G, Scheynius A. Atopy patch test with house dust mite allergen—an IgE-mediated reaction? [J]. Allergy, 2004, 59:874.

[17] Roehr CC, Reibel S, Ziegert M, et al. Atopy patch tests, together with determination of specific IgE levels, reduce the need for oral food challenges in children with atopic dermatitis [J]. J Allergy Clin Immunol, 2001, 107:548.

第五章
特应性皮炎诊断与鉴别诊断

虽然 AD 临床表现有一定的特征性,但缺乏实验室特异性诊断指标,对于皮损表现不典型,又缺乏特应性体质证据的患者,诊断有一定的困难。为提高 AD 诊断的准确性,减少误诊或漏诊,需建立清晰有序的临床诊断思路及诊断标准。

第一节　临床诊断思路

抓住以下几个关键环节,有助于减少不典型、轻型以及内表型 AD 漏诊或误诊,并提高临床医师对 AD 诊断的意识。

一、瘙痒

瘙痒是 AD 最突出的症状,并贯穿整个病程,是诊断 AD 最根本的条件。瘙痒与皮损程度可不呈平行关系,可先于皮损出现,常程度较重,且呈持续性或反复发生。AD 的瘙痒还具有以下特点:① 常存在痒觉异常,即通过非瘙痒性刺激可以诱发。② 可表现为痒觉敏感。③ 昼夜节律性瘙痒,主要发生在睡前和睡眠中。④ 温热、出汗、干燥、精神紧张可加重瘙痒。⑤ 瘙痒-搔抓循环反复。⑥ 抗组胺药的止痒效果不佳,等等。

二、皮肤干燥

皮肤干燥是 AD 患者最具特征的皮肤表现,由皮肤屏障功能障碍引起。

这种干燥不仅局限于胫前等四肢伸侧，常常累及屈侧、腰背部及腹部，也见于面颈部，很多患者累及全身。秋冬季加重，夏季稍缓解。皮肤干燥常从婴儿期开始，儿童期达高峰，青少年及成人期减轻甚至消失。皮肤干燥常伴发鱼鳞病三联征，即鱼鳞病、掌纹症和毛周角化症。

三、皮损性质及分布规律

不同年龄阶段 AD 皮损性质及分布特点有助于典型 AD 的诊断。在 0～2 岁的婴儿期，AD 皮损以面部为主，可累及四肢伸侧及颈部，表现为急性和亚急性湿疹样改变，有一定的自愈性。2～12 岁的儿童期皮损好发生于四肢屈侧及颈部的皱褶部位，如肘窝、腘窝、手腕、足踝部，这种分布是 AD 所独有的，皮损则以慢性湿疹和痒疹样为主。在 12～60 岁的青少年/成人期，AD 的皮损以四肢伸侧为主，但实际上全身任何部位都有可能累及，皮损以苔藓化为主，类似于慢性单纯性苔藓。大于 60 岁的老年期 AD 皮损分布与儿童相比具有"反向征"，以四肢伸侧、背部等为主，呈广泛分布的苔藓样湿疹。

四、特应性体质病史或家族史

特应性体质病史或家庭史是 AD 经典诊断标准中十分重要的一条，也是区别于其他皮炎或湿疹的重要依据。常见特应性体质病史或家庭史涉及的疾病包括常年性变应性鼻炎、季节性变应性鼻炎和外源性哮喘、变应性结膜炎等。皮肤科医师需要仔细鉴别，勿将非变应性鼻炎或哮喘误认为变应性疾病范畴，从而产生误诊，也尽量不要漏诊症状轻微，或表现不典型的变应性鼻炎或哮喘。可以在询问病史时，结合必要的实验室检查以确定特应性体质的相关证据，或请相应专科会诊协助诊断。当然，特应性体质并非诊断 AD 的必须证据，比如内源性 AD。

五、不典型皮损

AD 患者常伴有各种非炎症性皮肤改变或体征，即 AD 的次要皮肤表现，可以为诊断提供线索，如白色糠疹、毛周角化病、眼睑皮肤炎、眶下皱褶、掌跖皮炎及手掌和足底纹理增多、白色划痕等。

六、实验室证据

可以通过相应的实验室检查方法来寻找及确认变应原存在的证据，如血清总 IgE 和 sIgE 检测、皮肤点刺试验及斑贴试验,也可以检测外周血嗜酸性粒细胞计数、嗜酸性粒细胞阳离子蛋白等。需注意的是血总 IgE 水平正常也不能排除特应性体质,需要结合病史及临床症状和体征进行综合判断。

第二节　诊　断　标　准

目前 AD 并没有诊断的金标准。不同国家或地区采用的诊断标准也各有不同,导致在 AD 流行病学调查、临床诊断、分型,以及疗效的判定上存在一定差异。迄今,国际上公布了多种 AD 的诊断标准,然而尚无任何一个诊断标准能完全满足临床和流行病学调查需求,因此 AD 的诊断标准也一直在不断改良和修订。

一、诊断标准及评价

（一）Hanifin‐Rajka 标准

目前国际社会广泛认可的诊断标准为 Hanifin‐Rajka 标准,1980 年 Hanifin 和 Rajka 共同提出,在 AD 临床认识上具有里程碑意义(表 5‐1)。

表 5‐1　Hanifin‐Rajka 标准

主要临床特征	次要临床特征	
(1) 瘙痒; (2) 典型的皮疹形态和分布:成人屈侧苔藓化或条状表现,婴儿和儿童面部及伸侧受累; (3) 慢性或慢性复发性皮炎; (4) 个人或家族特应性疾病史(哮喘、过敏性鼻炎和AD)	(1) 干皮症; (2) 鱼鳞病/掌纹症/毛周角化症; (3) 即刻型(Ⅰ型)皮试反应; (4) 血清 IgE 增高; (5) 早年发病; (6) 皮肤感染倾向(特别是金黄色葡萄球菌和单纯疱疹)/细胞介导免疫受损; (7) 非特异性手足皮炎倾向; (8) 乳头湿疹; (9) 唇炎; (10) 复发性结膜炎; (11) Dennie Morgan 眶下褶痕	(12) 圆锥角膜; (13) 前囊下白内障; (14) 眶周黑晕; (15) 苍白脸/面部红斑; (16) 白色糠疹; (17) 颈前皱褶; (18) 出汗时瘙痒; (19) 羊毛与脂类溶剂不耐受; (20) 毛周隆起; (21) 食物过敏; (22) 病程受环境/情绪因素影响; (23) 白色划痕征/延迟发白

注:符合基本特征中 3 条或 3 条以上,加次要特征中 3 条或 3 条以上即可诊断。

该标准奠定了 AD 规范诊断的基础,其基本内容成为日后制定其他诊断标准的重要参考。有研究显示,Hanifin‐Rajka 标准的敏感性为 87.9%~96.0%,特异性为 77.6%~93.8%。但由于该标准内容较多,不易记忆,部分特征出现频率并不高(如圆锥角膜、前囊下白内障),有的主观成分较多或特异性稍差(羊毛与脂类溶剂不耐受、病程受环境/情绪因素影响),有的难以界定(如细胞介导免疫受损),因此主要用于临床研究。

(二)康-田标准

在 Hanifin‐Rajka 标准的基础上,1986 年我国康克非和田润梅两位学者提出了康-田标准(表 5‐2)。

表 5‐2　康-田标准

主 要 临 床 特 征	次 要 临 床 特 征
(1) 瘙痒性、慢性、复发性皮炎在婴儿、孩童期主要分布于面及四肢伸曲侧,表现为炎性、渗出性、湿疹性皮损,青少年后主要分布于四肢屈面及(或)伸面,表现为苔藓化; (2) 个人或家庭中的遗传过敏史(哮喘、过敏性鼻炎、AD)	(1) 遗传相关:① 早年发病;② 干皮症/鱼鳞病/掌纹症; (2) 免疫异常相关:③ Ⅰ型反应有关的:过敏性结膜炎/食物过敏/外周血嗜酸性粒细胞增高/血清 IgE 增高/Ⅰ型皮试反应阳性;④ 免疫缺陷相关:皮肤感染倾向(金黄色葡萄球菌和单纯疱疹)/细胞免疫损伤; (3) 生理及(或)药理学异常相关:⑤ 面色苍白/白色皮划痕/乙酰胆碱延迟发白;⑥ 毛周隆起/非特异性手足皮炎/眶周黑晕

注:凡具有基本特征者或基本特征中第 1 项加次要特征中任何 3 项者(每 1 项中任何一点)可诊断为 AD。

康-田标准结合了中国患者实际情况,在 Hanifin‐Rajka 诊断标准的基础上重新进行了归纳,并通过遗传、免疫、生理、药理学改变将次要标准进行了分类。该标准最符合中国 AD 患者临床应用,可以用于临床研究和流行病学研究。

(三)Williams 标准

1994 年,英国 AD 诊断标准工作小组在 Hanifin‐Rajka 标准的基础上提出了 Williams 标准。(表 5‐3)。

表 5-3　Williams 标准

标　准　内　容
(1) 屈侧皮肤受累史,包括肘窝、腘窝、踝前或颈周(10 岁以下儿童包括颊部); (2) 个人哮喘或过敏性鼻炎史(或 4 岁以下儿童的一级亲属特应性疾病史); (3) 全身皮肤干燥史; (4) 可见屈侧湿疹; (5) 2 岁前发病(4 岁以下儿童不适用)

注: 必须具有皮肤瘙痒史,加以上 5 条中的 3 条或 3 条以上。

　　Williams 标准在 Hanifin-Rajka 标准的基础上进行了简化,敏感性与特异性均较高,使用方便,在此后皮肤科临床研究以及流行病学调查等应用较多。但该标准过于强调"屈侧皮炎"和"2 岁前发病",使得在成人 AD 的诊断中敏感性有所降低。

　　(四) 儿童哮喘与过敏国际研究协作组(The International Study of Asthma and Allergies in Childhowl, ISAAC)标准

　　1995 年,ISAAC 提出了新的诊断标准,符合以下 3 条即可确诊 AD: ① 持续 6 个月以上的瘙痒性皮疹。② 近 12 个月内瘙痒性皮疹史。③ 瘙痒性皮疹的典型部位。该标准仅针对儿童,对于成人是否适用目前尚未得到验证。该标准以患者为中心,操作简单,多用于大规模流行病学调查。

　　(五) 日本皮肤病学会(Japanese Deimatological Association,JDA)标准

　　1995 年日本皮肤病学会根据本国国情提出了 JDA 标准,共 3 条: ① 瘙痒。② 皮损的典型皮疹和分布。③ 慢性或慢性复发性病程(婴儿期病程超过 2 个月,儿童期、青春期及成人期病程超过 6 个月)。除上述 3 条外,JDA 标准增加了辅助诊断、合并症和鉴别诊断,划分了 7 个临床类型。辅助诊断为: ① 家族史[支气管哮喘、过敏性鼻炎和(或)过敏性结膜炎、AD]。② 合并症[支气管哮喘、过敏性鼻炎和(或)过敏性结膜炎]。③ 毛囊性丘疹(鸡皮疙瘩)。④ 血清 IgE 增高。JDA 标准是目前最为简便的诊断标准,但该标准宽泛,对"atopy"这一特征重视不够,虽然把"家族史、本人其他特应性疾病(合并症)和 IgE 升高"放到"辅助性诊断"内容中,但这些重要内容被排除在 3 条标准之外,因此特异性受到一定质疑。

（六）张氏标准

2016 年，通过对于本国实际情况调查和借鉴国际上现有的 AD 诊断标准，张建中提出了 AD 诊断的"中国标准"（张氏标准）。该标准包括 3 条：① 病程>6 个月的对称性湿疹。② 特应性个人史和（或）家族史。③ 血清总 IgE 升高和（或）外周血嗜酸性粒细胞升高和（或）过敏原阳性（过敏原 sIgE 检测 2 级或 2 级以上阳性），第 1 条加上第 2 条或第 3 条即可诊断。

（七）姚氏标准

2020 年，姚志荣等提出中国儿童 AD 临床诊断标准：① 瘙痒。② 典型的形态和部位（屈侧皮炎）或不典型的形态和部位同时伴发干皮症。③ 慢性或慢性复发性病程。同时具备以上 3 条即可诊断 AD。

典型的形态和部位（屈侧皮炎）包括儿童面部和肢端受累；非典型的形态和部位包括：① 典型的湿疹样皮疹，发生在非屈侧部位（头皮皮炎、眼睑湿疹、乳头湿疹、外阴湿疹、钱币状湿疹、指尖湿疹、非特异性手部或足部皮炎/特应性冬季足、甲或甲周湿疹和身体其他部位的湿疹样皮疹）。② 非典型湿疹样皮疹，单纯糠疹、唇炎、耳下和耳后/鼻下裂隙、痒疹、汗疱疹、丘疹性苔藓样变异。

姚氏标准中进一步细化了针对中国婴儿（0～1 岁）的 AD 诊断标准，这也是中国首次提出婴儿 AD 诊断标准。

（八）千禧年标准

1998 年，Bos 等提出了千禧年标准。必要条件：存在过敏原 sIgE，曾经存在、现在可见的或预计会出现的；外周血（RAST，ELISA）或皮肤中存在（皮内试验）。临床特征：① 湿疹的典型分布及形态学特点：婴儿、儿童或成人型；如果分布不典型，需排除其他疾病（汗疱疹、接触性皮炎、接触性荨麻疹）。② 瘙痒。③ 慢性或慢性复发性病程。千禧年标准要求患者符合必要条件以及 3 条临床特征中的 2 条或 2 条以上即可诊断。千禧年标准强调了 AD 发病相关的免疫学指标 IgE 的重要意义，是第一个将实验室检查作为必要条件的标准。

二、诊断问题

一直以来，临床医师建立 AD 诊断都是在确立了皮炎或湿疹的基础上，再寻找特应性体质及遗传证据作为 AD 诊断的重要依据。但随着对 AD 认识的深入及分类的提出，尤其认识到特应性与遗传过敏既相互联系，又有所区别时，遗传过敏不再被认为是诊断标准中的必需条件。因此，有必要对其他类型AD的诊断标准进行新的认识和梳理。

（一）内源性 AD

临床符合 Hanifin - Rajka 的诊断标准，即使缺乏遗传过敏证据，也可初步诊断为 AD，再进行血清总 IgE 检测和 sIgE 检测，并排除其他原因所致的皮炎湿疹即可以建立内源性 AD 的诊断。

内源性 AD 还具有以下特征：① 临床皮肤表现形式与外源性 AD 无本质上区别。② 发病年龄较晚，多在 2 岁以后发病，因此简单用 Williams 诊断标准可能致误诊或漏诊。③ 内源性 AD 占全部 AD 20%～40%。④ 成人型 AD 中，其变应性反应状况可以不明显或缺如，内源性比例比儿童要高。

（二）非典型或变异型 AD

临床上 AD 可表现为轻型或不典型，这种表现形式也是造成误诊的主要因素之一。这种不典型或轻型表现可以单独存在，也可以与典型湿疹化、苔藓化、痒疹化或脂溢性皮损交替出现，但其发生与年龄、个体易患性、疾病周期变化相关，反映其与 AD 有关。由于其皮损形态的变异，加之其受累的部位比较特殊，如常累及眼睑、口唇、乳头、外阴、手足等，在诊断上应加以重视。

（三）成人期 AD

近年成人期 AD 总体发病情况呈上升趋势。加强对成人期 AD 的认识，无疑对提高 AD 诊断水平有很大的帮助。成人期 AD 包括 3 种类型，即慢性持续型、间歇型和成人发病型。前两种类型均始于婴儿或儿童。成人新发 AD 占全部成人期 AD 比率可达 7.7%～59.7%。相比而言，成人发病型 AD 个人及家族中特应性疾病发生率低于儿童 AD，但合并过敏性鼻炎的比例较高。国际公认的 Hanifin - Rajka 诊断标准及 Williams 诊断标准强调早年发病或屈侧受累等，用于成人发病型 AD 其敏感性和特异性显著下降。张氏标准用于成人发病型 AD 诊断可在一定程度上弥补 AD 诊断标准的不足，但还需要在更大范围内验证。

（四）老年期 AD

老年期 AD 的诊断比较困难，病史的询问，体格检查，询问家族史有无伴随其他过敏性疾病（如过敏性鼻炎、哮喘、食物过敏等），辅助检查包括血常规（嗜酸性粒细胞计数）、血清 IgE 检测，皮损组织病理检查、皮肤镜检查、斑贴实验、过敏原检测、光敏实验、真菌镜检等可以为鉴别诊断其他老年瘙痒性皮肤病提供依据。目前国内尚无老年期 AD 的统一诊断标准，Hanifin‑Rajka 的 AD 诊断标准同样适用于诊断老年期 AD。Williams 标准主要适用于儿童及青少年 AD，一般不用于老年期 AD 的诊断。张氏标准用于老年期 AD 的诊断更为适合。

第三节　鉴别诊断

AD 患者在不同年龄阶段，有着不尽相同的临床表现，相应地需要与其他类似皮肤病进行鉴别诊断。

一、婴幼儿特应性皮炎需要鉴别的疾病

（一）皮肤疾病

1. 湿疹　湿疹是由多种内外因素引起的瘙痒性皮肤病。婴儿湿疹初期主要表现为面颊部的红斑，随后在红斑上逐渐出现较多红色丘疹、丘疱疹、水疱，在搔抓、摩擦等因素导致水疱破损，形成糜烂面，水疱干涸后可形成黄痂。如果继发感染可出现脓疱和脓痂，可伴随局部淋巴结肿大和发热等全身症状。皮损可以发生在身体的任何部位，可以局限，也可有泛发，但常常具有对称性分布的特点，自觉有不同程度的瘙痒，大多剧烈。皮肤损害与 AD 没有多大区别，但无一定的发病部位，家族中常无"特应性"病史。

2. 婴儿脂溢性皮炎　受母体雄激素的影响，部分婴儿皮脂腺功能活跃，在出生后的头 3 个月内发生脂溢性皮炎。起病通常在出生后的第 2～10 周，大多在第 3～4 周，冬季的发病率较高。本病常有家族史，表现为皮脂分泌旺盛部位，如头皮、前额、眉毛区、眼睑、耳后等出现油腻性厚痂，难以去除，而红斑并不明显，常称为乳痂。以后红斑逐渐变得明显，并覆有鳞屑。皮损界限常清楚，痒轻或没有主观症状。若无并发症可不治疗，损害可在三四周至数月内消退，罕有复发。然而，少数患儿的损害可继续扩散乃至波及全身，伴以显著脱屑，形成所谓 Leiner 病。

3. 婴儿痤疮　婴儿痤疮主要发生在 3 个月以内，皮疹主要分布于面部和

头皮,为炎症性丘疹和脓疱,不融合,触之质稍硬。而 AD 表现更为多形,皮疹可融合成片,可伴有破溃、渗出、脱屑。但需注意婴儿痤疮可与 AD 在头面部伴随出现。

4. 朗格汉斯细胞组织细胞增生症　朗格汉斯细胞组织克隆性增生形成的一组疾病,好发于 1～3 岁儿童,可表现为温和的、无症状的单器官受累,也可表现为严重的、急进的多器官受累。其中较重类型的勒雪病是朗格汉斯细胞组织增生症的急性、弥漫性表现,累及多个器官,多在 2 岁前发病。大部分患者有皮疹,表现为 1～2 mm 大小粉红色至肤色丘疹、脓疱或水疱,皮损好发于头皮、颈部、腋下及腹股沟的褶皱部位,易融合并破损,上覆痂皮,与 AD 皮损相似,但常可见紫癜、瘀斑,且对外用糖皮质激素治疗反应不佳。

(二)遗传代谢病

1. 肠病性肢端皮炎　一种主要发生在婴幼儿时期的遗传性疾病,多在婴儿期发病,从出生数日到数周,最迟 10 岁,尤其在断奶前后发病率最高。其特征是腔口周围和四肢末端皮炎、慢性腹泻和秃发。当早期出现皮损类似湿疹样红斑时需要与 AD 相鉴别。该病皮疹发生较早,多位于腔口周围(口、鼻、眼和肛门)、四肢末端和骨突部,躯干很少累及。皮疹初起表现为炎性红斑上群集性小水疱或融合成大水疱,疱周有红晕,易发生糜烂,或类似银屑病样改变,口角炎常见。手足可受累,手掌和手指的皱褶处可出现鲜红色皮炎和有脱屑的环状损害,可伴有细菌和白色念珠菌感染,生殖器和肛门周围有糜烂结痂,有外阴炎、龟头炎和阴囊炎。90%患者有胃肠道症状,包括厌食、腹胀、呕吐和腹泻,大便呈水样或泡沫样,消化道症状轻重常和皮损程度平行。患者常有情绪障碍,表现为精神萎靡、倦怠、烦躁、易激惹等。严重者可有发育迟缓、营养不良。实验室检查可见血清锌降低,故可鉴别。

2. 生物素缺乏症　一种罕见的常染色体隐性遗传代谢病,可在新生儿至成年发病,常见临床表现为神经系统和皮肤黏膜损害,表现为弥漫性皮肤红斑、头部脂溢性皮炎,易与泛发性婴儿湿疹混淆。皮损常累及掌跖和腋下,且患儿整体精神不振,实验室检查可协助诊断。同时该病皮损经外用激素治疗通常无效,皮损进行性加重。

3. 苯丙酮尿症　一种常见的氨基酸代谢病,是由于苯丙氨酸(PA)代谢途径中的酶缺陷,使得 PA 不能转变成为酪氨酸,导致 PA 及其酮酸蓄积,并从尿中大量排出。多发于婴幼儿时期,患儿皮肤常干燥,易有湿疹和皮肤划痕症。

由于酪氨酸酶受抑,使黑色素合成减少,故患儿毛发色淡而呈棕色。血浆 PA 浓度>20 mg/dL 和尿 PA 代谢产物增多可协助诊断。开始治疗的年龄愈小,效果愈好。

4. 寻常型鱼鳞病 寻常性鱼鳞病轻型者可表现出与 AD 类似的干皮症,也可以是特应性患者的伴随现象。该病为一种常染色体显性遗传病,出生时皮肤正常,生后 3 个月到 4 岁出现皮损,约 40% 在 3 岁前发病。皮损随年龄增长而减轻,青春期后明显好转。轻者仅表现为皮肤干燥和油脂缺乏,秋冬季节加重,夏天几乎可以完全正常。皮肤干燥脱屑主要在四肢伸侧,尤其是小腿胫前。鳞屑小而呈薄片状,色较白,位于小腿的鳞屑往往较大而且附着较牢固。症状终生存在,常伴有毛发角化病、掌跖角化过度,约有半数的患者伴发 AD。

（三）免疫缺陷症

婴幼儿 AD 需注意排除原发性免疫缺陷病,尤其是有潜在生命危险的 Wiskott - Aldrich 综合征和高 IgE 综合征。

1. Wiskott - Aldrich 综合征(Wiskott - Aldrich syndrome,WAS） WAS 是一种 X 性连锁隐性遗传病。患者表现为血小板减少、体液及细胞免疫异常、反复细菌感染及与 AD 几乎相同的皮肤表现,主要累及男性。患儿多于生后 2～3 个月即出现反复难治性 AD 样皮损,易诊断为湿疹,但皮损表皮剥脱更明显,有显著的血痂及瘀点。患儿实验室检查存在血小板减少、IgM 降低,可做鉴别。

2. 高 IgE 综合征 高 IgE 综合征是一种常染色体显性遗传病,特点为血清 IgE 水平显著升高,Th1 细胞反应缺陷,反复的鼻窦、肺和皮肤感染及湿疹样皮损,常在出生后 1 个月出现毛囊性、丘疹性、脓疱型皮疹,乳牙不脱落是高 IgE 综合征的特点。

如临床怀疑 AD 并出现反复感染等免疫缺陷表现时,需排除上述两种疾病。

3. Omenn 综合征 Omenn 综合征是由于 T 细胞和 B 细胞均有明显缺陷,导致细胞免疫和体液免疫功能异常,为重症联合免疫缺陷病。患儿存在泛发性湿疹样皮损或红皮病样改变。且患儿常有反复肺炎、腹泻和皮肤黏膜念珠菌感染,基因测序可明确诊断。

二、儿童特应性皮炎需要鉴别的疾病

（一）皮肤疾病

1. 体癣 体癣是由致病真菌寄生在人体光滑皮肤（除手足、毛发、甲板及阴股以外的皮肤）引起的浅表性皮肤真菌感染。发病与机体抵抗力密切相关，各年龄人群均可发病。皮损多为红斑、丘疹、水疱等损害，继之脱屑，并向四周扩散。在不恰当治疗后体癣皮疹变得不典型，形成难辨认癣，容易与皮炎湿疹混淆。但体癣皮损范围相对局限，边缘略高起伴脱屑，界限清楚，辅助显微镜检查易于辨别。

2. 结节性痒疹 该病是一种多发性的瘙痒性结节，发生在儿童者，又称为Hebra 痒疹或早发性痒疹。多见于 3 岁以前儿童，一般 1 岁左右发病。多见于四肢，尤其是大腿和小腿的伸侧，常呈线状排列。单个损害为豌豆大小或更大，质硬，红色或淡褐色。容易与 AD 的痒疹型相混淆。前者瘙痒常与精神紧张、昆虫叮咬等有关。一般没有特应性病史及家族史，但常伴有营养不良、贫血、胃肠道功能紊乱、情绪急躁等。本病至青春期可以缓解。

3. 毛发红糠疹 毛发红糠疹是指一种少见的慢性鳞屑性炎症性皮肤病，包括家族型和获得型两种，家族型属常染色体显性遗传，起病于童年，终身存在。获得型起病于任何年龄，可有症状缓解期。其皮损特征为小的毛囊性丘疹和播散性的黄红色鳞屑性斑片，掌跖常见坚实融合的角化过度性丘疹。其粉红色或红褐色的尖顶毛囊性角化丘疹（含角质栓）具有诊断意义。皮损常对称分布于颈、躯干和四肢的伸侧，伴头皮脱屑，颜面发红，自觉症状轻微。当患者皮损主要表现为红斑、鳞屑甚至红皮病时易与重度 AD 混淆，必要时可行组织病理检查明确诊断。

4. 慢性单纯性苔藓 即神经性皮炎。AD 长期搔抓后发生苔藓样改变时需要与神经性皮炎相鉴别。神经性皮炎由于长期及严重搔抓导致局部皮肤肥厚，纹理变粗，出现苔藓样变。皮损好发于颈侧、大腿、小腿伸侧及踝部，伴阵发性瘙痒。该病发病与神经-精神因素有密切关系。

5. 寻常型银屑病 典型寻常型银屑病皮损特点为棕红色丘疹或斑块，表面覆盖多层干燥的银白色鳞屑，存在薄膜现象和点状出血，多见于四肢伸侧、肘、膝和腰骶部，可出现类似慢性湿疹样皮损，易与 AD 混淆。部分患者存在甲损害等特征性表现，阳性家族史可协助诊断，必要时可借助皮损组织病理及免疫组化协助诊断。

6. 疥疮 疥疮是由疥虫在人体皮肤表皮层内寄生引起的传染性皮肤病。皮损为针尖大小的丘疹和丘疱疹,多发生在皮肤薄嫩处,如手指缝、腕屈侧、小腹、腋窝、阴囊、大腿内侧等,指缝处常可发现由疥虫爬行留下的隧道,多伴夜间剧痒。患儿父母等家人常同时患病。

男性疥疮患者有时可在阴囊、阴茎、龟头等部位出现直径为 3～5 mm 暗红色结节(疥疮结节),可以作为疥疮感染的标志鉴别于 AD。发生在婴幼儿的疥疮皮疹可累及面部,呈湿疹样,掌跖处可见针头大小红色丘疱疹或脓疱,而指缝处很少见到皮疹,疥疮结节也可能发生在躯干及四肢皮肤。疥疮久病者尤其是儿童或青少年常常因搔抓而出现湿疹样改变,要注意区别。鉴别时尤其应详细询问病史,包括是否有与患该病的患者有接触史,或是患者家长、朋友、同学有类似瘙痒性疾病。

此外,儿童 AD 还需要与鱼鳞病、亚急性期和慢性期的湿疹、盘状红斑狼疮、痒疹型隐性遗传营养不良型大疱性表皮松解症等疾病鉴别。

(二)伴有 AD 样皮疹的系统性疾病

除高 IgE 综合征、Netherton 综合征、WAS 外,儿童 AD 还需与 Blau 综合征相鉴别。后者是一种罕见的自身炎症性疾病,常染色体显性遗传,发病年龄多在 3～4 岁前,表现为关节炎、皮疹和葡萄膜炎三联症。皮疹多为疾病首发症状,呈多样性,可为鱼鳞病样皮损、疼痛性皮肤结节、丘疹、红斑、毛细血管扩张等,组织病理为肉芽肿性病变。

三、青少年和成人特应性皮炎需要鉴别的疾病

儿童 AD 应重视与先天性遗传疾病及免疫缺陷病的鉴别,但在青少年和成人 AD,尤其是成人发病型 AD 需排除更多的疾病。对表现为钱币样湿疹、结节性痒疹、苔藓化等泛发性对称性皮疹,甚至红皮病或局限于手部、乳头、口唇、面颈部等部位的皮炎湿疹,在不能用其他原因解释时都需要考虑成人发病型 AD 可能。所以在临床中,病史询问除了个人及家族中特应性疾病史外,还需关注职业、旅游、爱好、工作及生活环境、服药等病史。辅助检查中,除了开展 sIgE 等检测外,应重视皮肤活检和斑贴试验等检测。

1. 接触性皮炎 接触性皮炎是因接触外界刺激物所致的变态反应。皮损程度、范围与接触物性质、浓度、接触方式有关。轻者皮损可表现为局限于接

触部位的红斑,伴水肿或针尖大小密集丘疹,重者可以发生水疱、大疱、渗出、糜烂,甚至表皮坏死。自觉瘙痒、灼痛不适,少数严重者可有全身反应。本病常有自限性,一般去除病因,处理得当,1～2周可痊愈。但多次接触致敏物质或治疗不当可转为慢性,呈红褐色苔藓样变或湿疹样改变,易与AD混淆。AD的患者也可出现程度不等的刺激性接触性皮炎。

系统性接触性皮炎常指已致敏个体通过不同途径再次接触相同过敏原和交叉反应过敏原所致的一种皮肤病。该病发生的过敏原包括金属、药物和食物。临床表现多样,症状多表现在皮肤上,可以表现为先前皮炎部位皮疹,先前阳性斑贴试验部位皮疹,水疱性手部皮炎、肘部和膝盖上的瘙痒丘疹、红皮病和血管炎样皮损等,偶尔有全身症状,如头痛、发热、疲劳、胃肠道、呼吸系统等不适,以及白细胞增多伴中性粒细胞增多。当皮疹发生在肘窝、腋窝、颈侧或肘、膝曲侧时,注意要和AD鉴别。

2. 钱币状湿疹　钱币状湿疹好发于年轻女性(15～30岁)和中年人。发病机制不确切,可能与微生物感染有关,也可能在接触某些化学制剂如肥皂、酸或碱的刺激后发生。典型皮疹表现为单发或多发的瘙痒性、伴有小水疱的钱币状红色斑块,好发于小腿、前臂和手背等四肢伸侧部位。此型湿疹与特应性疾病无关,且血清IgE水平正常。但是,青少年AD常有钱币状湿疹样损害,此时损害更倾向于慢性和苔藓化。

3. 反向银屑病　典型的银屑病皮损临床上易与AD分辨,但反向银屑病常表现为皱褶部位和屈侧皮肤,如耳、腋下、腹股沟、乳下、脐、臀间沟、龟头等处界限清晰的红斑,鳞屑少,皮损不干燥,此时容易与AD混淆。但反向银屑病常有指(趾)甲受累,可见单纯的甲松离或有甲凹病,后者有诊断意义。必要时可借助皮肤镜、皮损组织病理等协助诊断。

4. 副银屑病　副银屑病也称类银屑病,是一组原因不明的以红斑、丘疹、浸润为特征的慢性鳞屑性炎症性皮肤病,一般无自觉症状或轻度瘙痒,不易治愈,好发于青壮年,以男性多见。本病包括点滴型、斑块型、苔藓样型和痘疮样型四种类型,斑块型和苔藓样型副银屑病可互相转化,并可演变为蕈样肉芽肿。本病皮损可表现为泛发性红色或棕色鳞屑性扁平丘疹、斑片或斑块,并可出现水疱、坏死和结痂。因其皮疹呈多形性,伴有不同程度瘙痒,易与AD混淆,可通过病理检查进行鉴别。

5. 多形性日光疹　多形性日光疹是一种光变应性反应,为反复发作的慢性多形性光感性皮肤疾患,多发于青年女性。春夏症状明显,秋冬减轻。好发于暴露部位,受累部位依次为颈下V形区、前臂伸侧、手背、上肢、面部、肩胛、股和下肢。皮疹呈多形性,常于日晒后2 h~5 d间局部皮肤出现烧灼感或瘙痒,数日后发疹,损害有红斑、丘疹、结节、水疱、糜烂、结痂、脱屑或苔藓样变等。本病皮损多样,易与AD混淆,但多存在光敏病史,且好发于暴露部位,可行鉴别。

6.嗜酸性粒细胞增多性皮炎 嗜酸性粒细胞增多性皮炎是嗜酸性粒细胞增多综合征的一个亚型,是其病谱的良性一端。以泛发性、多形性、瘙痒性皮疹,伴外周血嗜酸性粒细胞增多($>1.5\times10^9$/L)及真皮周围血管嗜酸性粒细胞浸润为特征。血清总IgE升高,外周血嗜酸性粒细胞随皮疹发作、消退而升降,骨髓增生活跃,嗜酸性粒细胞比例增多。患者以老年男性居多。因其原发皮疹呈多样性,临床上极易被误诊为湿疹或AD。

7.烟酸缺乏症 烟酸缺乏症是由于烟酸类维生素缺乏所引起,典型的临床表现为皮炎、腹泻和痴呆。皮疹多位于暴露部位,如手背、指背、腕、前臂外侧、面、颈项、上胸、足背等处,常对称分布。皮疹初起表现为鲜红或紫红斑,界限清楚,伴瘙痒或烧灼感,逐渐转为红褐色,严重者可发生大疱。反复发作的慢性病例,皮肤增厚,棕褐色,粗糙,缺乏弹性,伴角化过度、干燥性鳞屑、皲裂、出血或覆有血痂。当皮损改变类似湿疹样皮炎时应当注意与AD相鉴别,但烟酸缺乏症常常有胃肠道症状,表现为食欲减退、恶心呕吐、腹胀、腹泻,大便呈水样或混有消化不良食物。严重者还伴有精神神经症状,以神经衰弱症状最常见,并可有精神紧张,易激惹,情绪变化无常,头晕、失眠等,可发展成痴呆症。

8.蕈样肉芽肿 蕈样肉芽肿(MF)是起源于记忆性辅助性T细胞的低度恶性皮肤T细胞淋巴瘤。本病少见,多累及老年人,儿童及青年人也可发生。MF的病程呈慢性进行性,其皮损按进展分为红斑期、斑块期和肿瘤期。典型红斑期皮损为直径数厘米的扁平、淡红色、鳞屑性斑片,也可呈多形性,如红斑、丘疹、苔藓化、鱼鳞病样损害。此时需与AD鉴别,常规治疗难以缓解的顽固瘙痒可以作为一种提示,病理检查有助于明确诊断。

四、老年特应性皮炎需要鉴别的疾病

除了接触性皮炎、银屑病、嗜酸性粒细胞增多性皮炎、MF、烟酸缺乏症等,老年性 AD 还需与一些以老年人高发的皮肤病进行鉴别。

1. 慢性光化性皮炎　慢性光化性皮炎是一种慢性、持续性在曝光和非曝光部位出现慢性皮炎改变的光过敏性疾病。好发于 50 岁以上的男性，女性少见。皮损好发于面、颈、前臂伸侧和手背等光暴露区域。有众多色素斑点，皮纹增粗，皮沟深，皮肤发硬，表面可以有鳞屑，可有色素紊乱，皮肤老化很明显。皮损于急性发作期呈小片状红色丘疹、丘疱疹或弥漫性红斑水肿，可伴有渗出，然后浸润增厚呈苔藓样斑块。本病皮疹与 AD 多有相似之处，但发病部位具有特征性，多为曝光部位，存在明显光敏史，故可鉴别。

2. 大疱性类天疱疮　大疱性类天疱疮多见于 60 岁以上老年人，初起常为瘙痒和四肢的非特异性皮损，皮疹可为荨麻疹样或湿疹样，持续数周至数月后出现紧张性水疱、大疱，尼氏征阴性，皮疹成批出现或此起彼伏。本病初期皮疹及瘙痒症状呈湿疹样，易与 AD 混淆，但大疱性类天疱疮皮疹好发于胸腹、腋下、腹股沟、四肢屈侧，约 20% 患者可并发口腔黏膜损害，可通过免疫荧光病理检查鉴别。

3. 老年瘙痒症　老年人因皮脂腺体功能减退，皮肤萎缩、干燥，加之过度热水洗烫，易泛发全身瘙痒，称为老年瘙痒症。常见于 60 岁以上的老年人，瘙痒呈阵发性，尤以夜间为重，可开始即为全身性，或最初局限于一处，继而扩展至全身。患者无原发性皮肤损害，常继发抓痕、血痂、色素沉着，甚至出现苔藓样变、湿疹样变、脓皮病以及淋巴管炎和淋巴结炎。

参考文献

［1］吴偲，王彬，陈秀华.AD 病名古今研究［J］.中国中医基础医学杂志，2016，22（12）：1605－1606.

［2］赵尚华.中医外科学［M］.北京：人民卫生出版社，2002：269－270.

［3］国家中医药管理局.中医病证诊断疗效标准［S］.南京：南京大学出版社，1994.

［4］张芃，王萍.张志礼治疗异位性皮炎经验［J］.中医杂志，1998，（7）：402－404.

［5］王文革.汪受传教授治疗异位性皮炎的经验［J］.中华中医药杂志，2008，（8）：703－704.

［6］邢华.朱仁康治疗异位性皮炎的经验［J］.中华中医药学刊，2007，（2）：229－230.

［7］姚守恩，周渐云.许铣治疗异位性皮炎经验［J］.实用中医药杂志，2006，（2）：116.

［8］Nagaraja, Kanwar AJ, Dhar S, et al. Frequency and significance of minor clinical features in various age-related subgroups of atopic dermatitis in children［J］. Pediatr

Dermatol，1996，13(1)：10 - 13.

[9] 周祥俊.血清特异性 IgG 检测在儿童 AD 过敏原诊断及饮食干预效果评估的应用研究[J].中国初级卫生保健,2016,30(4)：23 - 25.

[10] Guo Y，Zhang H，Liu Q，et al. Phenotypic analysis of atopic dermatitis in children aged 1 - 12 months：elaboration of novel diagnostic criteria for infants in China and estimation of prevalence[J]. J Eur Acad Dermatol Venereol，2019，33(8)：1569 - 1576.

[11] 赵作涛.湿疹,还是 AD?[J].医学与哲学(B),2014,35(6)：22 - 23+30.

第六章
特应性皮炎的西医药物治疗

第一节　特应性皮炎的一般治疗

AD 的治疗目标是缓解或消除临床症状,消除诱发和加重因素,减少和预防复发,减少或减轻合并症,提高患者生活质量。

一、病因治疗

AD 最理想的预防方法是明确并避免诱因,同时修复及保护皮肤屏障。但目前 AD 发病机制尚未完全明确,确定其病因比较困难,即使发现一些可能诱因,有些也难以完全避免。但通过避免常见激发因素,修复及维护皮肤屏障,可帮助患者缓解症状,为药物及其他治疗提供基础及保障。

（一）基因治疗

遗传因素在 AD 的发病中起关键作用。已有的研究证实 AD 患者发生 FLG 相关基因位点突变,易感区域位于染色体 11q13.5。2013 年,Ellinghaus 等再次确定 4 个新的 AD 易感基因位点,分别是 4q27（IL2/IL21）、11p13（PRR5L）、16p13.13（CLEC16A/DEXI）、17q21.32（ZNF652）。目前尚无法开展针对 AD 基因变异的基因治疗或纠正基因功能的治疗。

（二）避免变应原

外源性变应原是诱发或加重 AD 的主要原因。

1. 吸入性变应原　吸入性变应原以尘螨、花粉、蟑螂、动物毛多见。在中国,AD 患者最常见的吸入性变应原为户尘螨和粉尘螨,其 sIgE 浓度与疾病病情呈正相关。保持房间清洁和适宜的湿度,每天用高吸力吸尘器清扫房间,经常清洗、晾晒被褥,定期清洗空调,避免使用地毯,在花粉季节少去公园,避免接触明确致敏的猫、狗等,在一定程度上可以帮助预防或缓解 AD 的症状。

2. 食入性变应原 食物过敏在 AD 的婴儿和儿童中占 15%~40%,5 岁以下儿童常见食物过敏原为牛奶、鸡蛋、小麦、花生和大豆;5 岁以上儿童常见食物过敏原为坚果、贝壳类和鱼;青少年和成人食物过敏少见,个别人有花粉相关食物过敏,如桦树花粉相关的食物包括苹果、芹菜、胡萝卜和榛果。如果食物和皮疹间的因果关系明确,建议避食 4~6 周,观察皮疹改善情况。除非明确食物和发疹之间的因果关系,否则不推荐盲目避食,过度避食可导致营养不良。对于有明确食物过敏的婴儿和儿童,暂缓服用相应食物通常可明显减轻 AD 的症状。对牛奶过敏的婴幼儿,可使用深度水解蛋白乳。另外,对于伴有腹泻和消化不良的过敏患儿还可补充一些益生菌,帮助建立正常的肠道菌群,减少食物过敏的发生。但随着年龄的增长,大多数患者可以逐渐耐受婴儿时期过敏的食物。其中,牛奶、鸡蛋、大豆及小麦比坚果和花生更容易形成耐受。所以应该在患者趋于耐受的时期尝试食物再次摄入,从而满足患者营养需要。

点刺试验和血清 IgE 检测阴性有助于排除可疑变应原,点刺试验阳性和体外变应原检测结果,特别是食物变应原,如与临床表现不平行,应进一步采用食物激发试验、排除食谱法、斑贴试验等做进一步验证。

3. 接触性变应原 越来越多的研究证明接触性变应原参与 AD 的发生,发生率 6%~60%。其中,镍金属为最常见的接触性变应原,此外还包括钴、新霉素、甲醛、香料、防腐剂、羊毛脂和橡胶等。坚果、巧克力和豆类植物等食品中含有镍元素。

(三)修复及维护皮肤屏障功能

皮肤屏障功能障碍是 AD 的重要特征。一旦皮肤屏障功能受损,TEWL就会增加,TEWL 为 1%时就足以激发表皮屏障的修复。表皮重新湿润过程包括开始屏障修复、改变表皮水分分布、开始真皮水分渗透至表皮,合成细胞间脂质四步。当皮肤屏障的自我修复功能出现异常时,会出现皮肤干燥脱屑的临床症状,这时需要使用外来保湿剂以协助其恢复。

1. 保湿剂的成分 保湿剂通常含有润肤剂、封闭剂和吸湿剂三种成分。

(1)吸湿剂:是一类与表皮中天然保湿因子和人体蛋白质、多糖等相似的大分子物质,能使表皮深层和真皮组织的水分进到角质层,实现角质层细胞的再补水,包括甘油、尿素、乳酸、明胶和透明质酸等。

(2)封闭剂:是一类不溶性的脂类物质,涂抹之后形成疏水膜延缓角质层的经皮水丢失,包括羊毛脂、凡士林、胆固醇、硬脂酸等。

(3)润肤剂:通过填充脱落的角质细胞之间的缝隙使皮肤光滑,包括二甲基硅油、油酸、凡士林、植物油、丙二醇、蓖麻油等。凡士林兼具润肤剂和封闭剂的作用,防止经皮水丢失,可促进药物吸收,并有一定的抗菌活性。

2. 保湿剂的作用　使用保湿剂30～60 min后即可恢复脂质屏障,保湿效果通常持续4 h。保湿剂对AD患者的水合作用是即时的,而对经皮水丢失的作用多在1 h后达到正常状态。此外,加入相应功效成分的保湿剂还具有抗炎、抗有丝分裂、止痒、光保护及改善皮肤外观,协同抗菌等作用。

3. 保湿剂的使用　国际指南多推荐使用低敏性、无香味、中性或低pH的非皂基清洁剂(证据水平为Ⅲ,推荐强度为C)清洁皮肤,避免使用海绵或搓澡球使劲搓擦皮肤,沐浴时宜用温水(27～30℃),时间宜短(5～10 min),浴后用毛巾擦干身体,浴后立即或3 min内涂抹保湿剂(证据水平为Ⅱ,推荐强度为B)。

(1)保湿剂的选择:保湿剂中以软膏制剂的保湿效果最好,乳膏次之。纯油产品如椰子油会使皮肤更为干燥,不推荐使用。新保湿剂建议在全身使用前,可选择一小片皮肤上试用并观察24 h,以避免发生刺激或过敏。

(2)保湿剂的用量:对于保湿剂的使用量尚无国际统一的标准。多国AD指南推荐保湿剂的使用量:婴儿100 g/w,儿童150～200 g/w(亦有推荐250 g/w),成人500 g/w(最少250 g/w),或保湿剂与外用激素的使用率超过10∶1。推荐皮损泛发的AD患者购买大包装的保湿剂,频繁的薄涂抹比少次厚涂更有效。

(3)保湿剂的使用频率:多数指南推荐涂抹保湿剂2～3次/d。美国AD指南认为保湿剂的使用可不限次数、随时使用。软膏类保湿剂一般涂抹2～3次/d,乳膏和乳剂类的需使用4～6次/d。保湿剂在浴后立即使用效果更佳。婴幼儿表皮和角质层较薄,含水量较高,发生AD时TEWL大,干燥症状更为显著,需要更多的保湿剂用量,故可适度增加使用次数。

(4)保湿剂与外用药物的使用顺序:保湿剂可在AD全病程应用。皮肤病初级协会共识中建议AD患者可先应用保湿剂,间隔15～30 min后再用糖皮质激素外用制剂。也有专家建议可不分先后顺序,保湿剂与药物间隔15～

30 min 即可;或糖皮质激素用后 30～60 min 再用保湿剂;或仅在 AD 发作期先用糖皮质激素再用保湿剂;或软膏类的糖皮质激素应在保湿剂后使用以避免药物吸收过多。但不推荐保湿剂与糖皮质激素同时使用,因为这将稀释糖皮质激素并降低效能,或将糖皮质激素扩散到未受累的区域而致不良反应。

(四)抗微生物治疗

AD 患者皮肤存在生态环境的改变,如表皮抗菌物质减少,菌群失调,微生物群多样性降低,正常定植的微生物(如金黄色葡萄球菌)大量繁殖等,适度的抗微生物治疗有利于 AD 症状改善和预防。

1. 抗细菌治疗

(1)系统用药:对于合并有细菌感染的 AD,推荐使用 7～10 d 的第 1 代或第 2 代头孢菌素或部分合成青霉素;青霉素或头孢菌素过敏时,可选用林可霉素或夫西地酸。需注意目前金黄色葡萄球菌对青霉素、红霉素均耐药,不宜选用。

(2)外用抗生素:外涂抗生素药膏既可快速起效,也可避免全身不良反应。

(3)外用防腐剂:如甲紫、聚维酮碘、氯己定、高锰酸钾、三氯生、氯碘羟喹等。

(4)金葡菌自身菌苗:刺激机体产生自动免疫,增强细胞免疫,吸引嗜中性粒胞及巨噬细胞到炎症局部,刺激机体产生抗体或杀菌物质而达到协同杀菌作用,并提高人体对金黄色葡萄球菌的特异免疫力。

2. 抗真菌治疗　当发病与真菌感染明显相关,特别是多种真菌 IgE 阳性时,可使用广谱抗真菌药物,如伊曲康唑;如提示为糠秕马拉色菌、念珠菌感染,可选择氟康唑。如果患者皮损发于头面、颈部、胸背部等脂溢区,可考虑联合外用抗真菌制剂,如唑类药物,1～2 次/d,也可使用 2% 酮康唑洗剂,2 次/W。

3. 抗病毒治疗　并发疱疹性湿疹时,可在口服抗病毒药物的基础上外用抗病毒制剂 7～14 d,如 1% 喷昔洛韦乳膏(4～5 次/d)、3% 阿昔洛韦乳膏(4～6 次/d)。

(五)变应原特异性免疫治疗

1. 变应原特异性免疫治疗　变应原特异性免疫治疗(allergen-specific immunotherapy,ASIT)也称脱敏治疗或减敏治疗(hyposensitization),是通过给过敏症患者(主要是Ⅰ型变态反应)连续注射或其他途径给予诱导其过敏反应的变应原(过敏原),并逐渐递增剂量,从而增强患者对此类过敏物质的耐受性,达到减轻症状或痊愈的目的。相对药物的对症治疗,免疫治疗是可能改变变态反应性疾病自然病程的治疗措施。2012年中国特异性免疫治疗的临床实践专家共识提出:ASIT适用于症状由单一或少数变应原引起,与变应原接触关系密切,且无法避免接触变应原的过敏性疾病患者。

2. ASIT作用机制　ASIT的作用机制包括诱导变应原特异性调节T细胞产生,从而抑制Th2型细胞免疫反应;针对一种变应原进行免疫治疗,下调对多种变应原敏感的AD患者的免疫反应和减轻临床症状;降低变应原特异性IgE/IgG4的比率;升高变应原特异性IgG4水平,阻断变应原sIgE效应。

3. ASIT治疗方法及应用　ASIT用于治疗过敏性鼻炎和支气管哮喘已被公认,治疗AD正逐渐被认可,尚需大量高证据级别的临床试验来证实。ASIT主要有4种方式:皮下注射、舌下含服、口服和经皮免疫治疗。目前应用较多的方法为皮下注射和舌下含服。疗程一般3~5年,分起始治疗阶段和维持治疗阶段,起始治疗阶段每周注射1次,一般需要15周。到达维持剂量后一般每隔4~8周注射1次。

4. 不良反应　不良反应分为局部和全身反应。局部反应主要表现为注射部位周围局部肿胀、发红和瘙痒,还包括鼻出血、头痛、局部皮疹、鼻炎加重及胃肠道反应。全身反应主要有哮喘、荨麻疹、发热和上呼吸道感染等表现,但极少发生严重过敏反应。

尽管目前ASIT对AD治疗的证据级别不高,以及研究的异质性较强,但仍有较多的研究证实,尘螨过敏原特异性免疫治疗可有效改善病情,降低疾病严重度和减少复发次数,降低患者发生气道过敏的风险,尤其是对尘螨过敏且病情严重的AD患者。

二、阶梯治疗

AD的治疗应遵循疾病严重程度,分级处理。

基础治疗:健康教育,使用保湿润肤剂,寻找并避免或回避诱发因素(非特异因素、过敏原回避等)。

轻度患者:根据皮损及部位选择TCS/TCI对症治疗,必要时口服抗组胺药治疗合并过敏症(荨麻疹、过敏性鼻炎)或止痒;对症抗感染治疗。

中度患者：根据皮损及部位选择 TCS/TCI 控制症状，必要时湿包治疗控制急性症状；TCS/TCI 主动维持治疗，NB‑UVB 或 UVA1 治疗。

重度患者：住院治疗，系统用免疫抑制剂，如环孢素、甲氨蝶呤、硫唑嘌呤、吗替麦考酚酯，短期用糖皮质激素（控制急性严重顽固性皮损），生物制剂，小分子药物，UVA1 或 NB‑UVB 治疗。

三、个体化治疗

同其他疾病一样，AD 也应遵循个体化治疗的原则。在选择治疗方法时，要充分评价各种治疗的风险/效益比，防止过度治疗，并且避免因治疗影响身体健康，甚至损害其他脏器功能。重症或治疗反应差的患者，更应充分权衡利弊，制定个性化诊疗方案。

四、心理治疗

多项研究表明心理社会因素在 AD 发生、发展及转归中起着重要作用。免疫学研究也发现 AD 变态反应的启动与心理社会因素有较大关系。AD 患者在长期患病的过程中，更容易产生过度依赖及自卑心理，从而表现出比其他人群更多的焦虑和抑郁情绪。可通过放松疗法、情绪疏导疗法、集体治疗、行为指导疗法等疏导患者的不良情绪，转变其应付外界压力时愤怒内泄的行为模式，改变其对压力性生活事件的看法，教会其以正确的方式表达自己的情绪感受，而不是以躯体化形式（皮损加重、瘙痒加剧等）表达自己的感受，增强其抵御外界压力的能力。

五、疾病管理

AD 作为皮肤科常见的慢性复发性炎症性疾病，通常需要长期治疗，应建立起良好的医患关系，通过对疾病全程管理获得最佳疗效。因此加强疾病的管理与患者的教育显得尤为重要。医生应向患者及其家属解释说明 AD 的病因、临床特点和注意事项，同时应与患者及家属详细分析寻找其发病病因和诱发加重因素（包括非特异性诱发因素，以及特异性过敏原诱发因素等），从而指导其日常防治。并且，应对患者的病史、病程、皮损面积和严重程度等进行综合评估，确定治疗方案，力争在短期内控制疾病。医生还应向患者解释药物使用的方法，可期望疗效和可能的不良反应等。在随访过程中，医生应当仔细观察患者的病情变化,及时调整治疗方案,并通过维持治疗,尽可能长期控制症状,减少复发。

第二节　特应性皮炎瘙痒的治疗

瘙痒是 AD 的主要症状,并影响其发生发展,控制瘙痒是 AD 治疗及管理的关键环节。

一、瘙痒程度的评估

瘙痒强度是确定 AD 严重程度和评估疗效的重要指标,建立合理的评估方法并在临床推广对瘙痒的有效管理很重要。瘙痒评估工具通常分为单一维度和多维度评分工具。中国慢性瘙痒指南中推荐使用数值评定量尺(numerical rating scale,NRS)和视觉模拟尺(visual analogue scale,VAS)用于 AD 瘙痒的评估。

二、瘙痒的治疗

（一）基础治疗

正确选择并长期合理使用保湿剂,是改善 AD 皮肤屏障功能障碍、减轻瘙痒的基础。有效避免 AD 瘙痒的诱因可减少瘙痒的发生,其中精神因素、出汗、金黄色葡萄球菌定植和接触尘螨等被认为是 AD 重要的诱发因素。不同的患者其诱发因素差异较大,应明确个体化诱发加重瘙痒的因素,并进行有效避免。

（二）传统制剂

外用药是控制 AD 瘙痒的一线治疗,经典的外用药有外用糖皮质激素(topical corticosteroids,TCS)、外用钙调磷酸酶抑制剂(topical calcineurin inhibitor,TCI)、外用抗组胺药、外用神经调节剂(如局部麻醉药物等),其中 TCS 和 TCI 最常用。

口服抗组胺类药物对 AD 瘙痒缓解效果欠佳,短期使用第一代抗组胺类药物可发挥其镇静作用进而缓解夜间瘙痒,但使用 4～7 d 后镇静作用逐渐降低,患者可产生耐受性。重度 AD 患者可使用免疫抑制剂如硫唑嘌呤、甲氨蝶呤、环孢素 A、吗替麦考酚酯等,对控制瘙痒症状有效,但起效缓慢,同时需密切监测骨髓抑制、肝损害等副作用。

抗癫痫类药如加巴喷丁、普瑞巴林等可作用于突触前电压门控钙离子通道,减少神经元钙离子内流,降低神经元兴奋性,同时减少谷氨酸、P 物质等兴奋性神经递质的释放,缓解瘙痒,安全性较好。建议加巴喷丁应从 100～300 mg/d 开始,酌情递增剂量,每日增加 100～300 mg,最大剂量不超过 1 800 mg/d。普瑞巴林剂量为 75～300 mg/d,疗程 2～4 周或根据病情适当延长。

抗 5-羟色胺能有效控制瘙痒。米氮平有助于缓解 AD 的夜间瘙痒,且耐受性较好,宜睡前服用,推荐剂量低于抗抑郁剂量,为每晚 7.5～15 mg,在用药后第 2～3 周开始起效,4～6 周达到最大疗效。最常见的不良反应是食欲增强和体重增加,不建议用于 10 岁以下儿童。

研究证实内啡肽参与瘙痒的发生。阿片 μ 受体拮抗剂纳美芬(10 mg,2 次/d)、纳洛酮(400～800 μg/d)、纳曲酮(50～100 mg/d)或者 K 受体激动剂纳呋拉啡(2.5～5.0 μg/d)对 AD 瘙痒显示出肯定的效果。此类药物不良反应较常见,包括血压升高或降低、心动过速、肝损害、皮疹、焦虑、关节痛、头晕、嗜睡、疲劳、呕吐和头痛。使用时需慎重,应从小剂量开始。

（三）生物制剂及小分子药物

目前许多细胞因子及其相关信号传导通路被作为 AD 瘙痒的治疗靶点,包括 TRPV1、IL-4Rα、IL-13、IL-31Rα、JAK 和磷酸二酯酶 4(phosphodiesterase 4,PDE 4)、IL-33、TSLP 等。我国目前批准使用的相关药物包括度普利尤单抗、乌帕替尼、阿布希替尼以及克立硼罗等,不仅疗效肯定,起效迅速,而且安全性也比较好,有望成为 AD 重要的治疗手段,详见下节 AD 系统药物治疗。

（四）"阶梯式"分级治疗

AD 瘙痒的管理依据瘙痒严重程度及皮损状况实行"阶梯式"分级治疗模式。轻度瘙痒:针对瘙痒评分≤10 分(5D 瘙痒评定量表评分),且不影响睡眠的患者,以外用治疗为主,包括含抗瘙痒成分的润肤剂、弱中效 TCS 或 TCI,酌情选择口服抗组胺药。中度瘙痒:针对瘙痒评分 11～19 分,并影响睡眠的患者,考虑糖皮质激素湿包疗法 3～5 d 无明显效果,可口服米氮平,仍然效果不佳可联合加巴喷丁或普瑞巴林。重度瘙痒:针对瘙痒评分≥20 分,严重影响睡眠的患者,考虑选择免疫抑制剂或生物制剂,或短时间系统应用糖皮质激素。基础管理：针对所有患者，加强疾病宣教，注重睡眠质量管理，缓解各种压力，减少各种刺激包括避免接触各种过敏原等，坚持使用润肤剂或保湿剂。

第三节 特应性皮炎外用药物治疗

AD目前仍无法根治，多数需要长期治疗。合理使用外用制剂是AD治疗的重要组成部分。

一、外用药物治疗原则

（一）明辨皮损类型和病期

一般进行期、急性期不能用刺激性药物，慎用油膏类制剂。外用药物宜从低浓度开始，并在小面积使用。表皮剥脱或有破溃的皮损，药物容易吸收，慎用刺激性强的药物，并应在用药后注意局部及全身反应。皮损继发感染时，应先感染控制。

（二）掌握药物作用机制

感染性皮损选用抗生素，变态反应性皮损选用抗过敏药物，角化亢进选用角质剥脱剂。

（三）正确选择剂型

水肿、红斑、丘疹或水疱而无糜烂、渗出时，选用洗剂或粉剂；有水疱、糜烂、渗出时，选用溶液剂湿敷。少量丘疹、渗出时，选用糊剂或乳剂；皮肤浸润肥厚、苔藓化，选用软膏或硬膏。

（四）根据个体情况选择用药

幼儿皮肤细嫩，宜选相对温和、副作用小的药物。皮损面积大时用药浓度宜较低。头皮、腋下等处的皮损，宜选用中弱效糖皮质激素。孕妇使用外用药时要注意药物吸收后可能引起的全身反应及对胎儿的致畸作用。

（五）使用方法正确

同一种药物，使用方法不同，作用及效能也会不同。如软膏、霜剂可外涂，也可封包治疗以提高疗效。水溶液可用于清洗，也可用于湿敷。用药前要先询问患者有无药物过敏史,避免使用致敏性或刺激性强的药物。

二、外用糖皮质激素制剂

糖皮质激素是一类由肾上腺束状带合成,以可的松和氢化可的松为代表的皮质类固醇激素,主要影响糖和蛋白质等代谢,兼具抗炎、抗过敏等作用。目前 TCS 类药物已成为皮肤科领域最常用的药物之一。

（一）药理作用及机制

外用糖皮质激素制剂具有抗炎、抗过敏、免疫抑制、抗增殖及血管收缩作用。

（二）外用制剂种类及分类

1.剂型　临床常见的剂型主要有凝胶、软膏、乳膏及泡沫剂、酊剂、喷雾剂、洗剂等。

2.分类　强度是选择 TCS 类药物首要考虑的因素。目前,临床上最常用的分类方法是将糖皮质激素类药物强度分为四级,即超强效、强效、中效及弱效,见表 6-1。

表 6-1　不同效能的 TCS 制剂

效　能	常　用　制　剂
超强效	0.05%丙酸氯倍他索凝胶、软膏、乳膏及泡沫剂 0.05%醋酸双氟拉松软膏及 0.1%氟轻松乳膏等
强效	0.1%哈西奈德乳膏、软膏及溶液 0.1%安西奈德软膏 0.05%二丙酸倍他米松凝胶及软膏 0.05%丙酸氯倍他索溶液（头皮剂） 0.025%丙酸倍氯米松软膏 0.25%去羟米松软膏剂及乳膏 0.05%卤米松乳膏 0.05%二丙酸倍他米松乳膏或软膏 0.1%戊酸倍他米松乳膏 0.05%醋酸氟轻松软膏、乳膏或凝胶及溶液 0.1%糠酸莫米松软膏 0.005%丙酸氟替卡松软膏 0.1%曲安奈德软膏 0.5%曲安奈德乳膏等

续 表

效 能	常 用 制 剂
中效	0.1%糠酸莫米松乳膏和洗剂 0.1%丁酸氢化可的松软膏、乳膏及洗剂 0.05%丙酸氟替卡松乳膏 0.1%曲安奈德乳膏及软膏、洗剂 0.12%戊酸倍他米松泡沫 0.025%氟轻松软膏及乳膏 0.2%戊酸氢化可的松乳膏 0.05%二丙酸倍他米松洗剂 0.1%戊酸倍他米松乳膏及洗剂 0.05%丁酸氯倍他松软膏等
弱效	0.05%地奈德软膏、乳膏、凝胶、泡沫剂及洗剂 0.1%戊酸倍他米松洗剂 0.01%氟轻松乳膏及 0.05%氟轻松溶液 0.025%曲安奈德乳膏及水剂 0.5%醋酸氢化泼尼松软膏及 0.05%醋酸地塞米松软膏 0.025%醋酸氟氢可的松软膏

（三）适应证与禁忌证

1. 适应证　TCS可治疗湿疹皮炎类皮肤病、药疹、红斑鳞屑性皮肤病、结缔组织病、斑秃、非感染性肉芽肿、免疫性大疱性皮肤病、血管炎性皮肤病、表皮增生性皮肤病，以及部分皮肤肿瘤等。

2. 禁忌证

（1）绝对禁忌证：对糖皮质激素成分及其基质过敏。

（2）相对禁忌证：皮肤细菌、真菌、病毒等感染，皮肤溃疡、酒渣鼻、痤疮、口周皮炎。必须评估风险和效益比，在充分控制原发病的基础上方可考虑使用。

（四）不良反应

1. 局部不良反应　① 毛细血管扩张、瘀斑性紫癜。② 皮肤干燥、脆性增加。③ 皮肤萎缩、皱襞和间擦部萎缩纹。④ 色素沉着与多毛。⑤ 激素撤药性脓疱疹。⑥ 痤疮、粟丘疹及酒渣皮炎。⑦ 细菌及真菌感染的加重。⑧ 眼睑部外用药引起的眼压增高、青光眼和白内障。⑨ 对激素（基质）变态反应性接触性皮炎。⑩ 局部封闭引起脂肪萎缩。⑪ 激素依赖性皮炎尤易发生在面部、阴囊。

2. 系统不良反应　长时间、大面积外用糖皮质激素可能因吸收造成 HPA 轴抑制，引起：① 医源性肾上腺皮质功能亢进。② 停药后肾上腺皮质功能衰竭。③ 婴幼儿及儿童生长发育迟缓、矮小症。④ 血糖、血压、颅内压增高等。

3. 卤素的副作用　卤素能增加分子与受体的结合，提高糖皮质激素抗炎能力，但卤素为强氧化剂，能抑制角质细胞生长，可导致皮肤萎缩、变薄、干裂。此外，卤化型激素还能显著增加水盐代谢的副作用，增加或加重代谢紊乱和水钠潴留。

（五）外用糖皮质激素治疗 AD 的临床策略

TCS 是 AD 的一线疗法，需遵循足强度、足剂量和正确使用的基本原则。

1. 选择足强度激素　根据皮损的性质、部位、分期以及患者年龄等综合因素考虑。

（1）轻度红斑、充血、细小丘疹皮损应选用弱效激素；重度肥厚、角化、苔藓化皮损则选用超强效或强效激素；其他中度皮损可以使用中效激素。

（2）皮肤柔嫩部位（面颈部、眼周、腋窝、腹股沟、股内侧和阴部等）首选弱效或中效激素，慎用强效和超强效激素；手掌和足底首选强效或中效激素。

（3）对于婴幼儿和儿童患者，建议先选择弱效激素，如 0.05% 地奈德乳膏（可短期用于 3 个月及以上儿童），或中效激素，如 0.05% 丙酸氟替卡松乳膏（可用于 1 岁及以上儿童），0.05% 丁酸氯倍他松乳膏（其局部活性高而全身活性低，大面积使用或封包治疗也无下丘脑-垂体-肾上腺轴抑制，可用于 12 岁及以上儿童），0.1% 糠酸莫米松乳膏等；0.05% 卤米松乳膏说明书显示可用于 2 岁以下儿童，但连续使用不应超过 7 d。强效、超强效和含卤素的激素不应用于 12 岁以下的儿童。

（4）目前资料显示妊娠期妇女外用激素较安全，一般不会致畸，但长期外用强效和超强效激素可能与低出生体重存在相关性，应尽量避免妊娠期全身大面积大量使用激素。

（5）哺乳期妇女少量外用中、弱效激素较为安全，但应避免乳房、乳头及全身大量长期外用。知情同意后可在哺乳后即刻外用激素治疗，并在下次哺乳前仔细清洁干净。

（6）激素主要通过肝脏和肾脏分解和排泄，对老年人肝肾功能减退者应慎用强效以上激素。老年人皮肤有萎缩倾向，应避免使用强效激素。

2．使用足剂量激素　避免因过少引起疗效不足，但次数增多并不增加疗效，过量也可能加大不良反应。

（1）成人每次使用的剂量可参考指尖单位（fingertip unit，FTU）。FTU指从一个 5 mm 内径的药膏管中挤出一段软膏，恰好达到由示指的指端至远端指间关节横线间的距离长度的药量，约为 0.5 g，可以供双侧手掌均匀涂抹一遍，据此可推算相应皮损的用药量。强效/超强效外用糖皮质激素每周应用不超过 50 g。

（2）儿童患者不同身体部位需要的剂量可按照成人 FTU 来计算，以保证足够的药物剂量。一项英国指南推荐：对于 3～6 个月、1～2 岁、3～5 岁和 6～10 岁的婴儿/儿童，其面颈部皮肤分别需要 1、1.5、1.5 和 2 个成人 FTU，单侧上肢（含手部）皮肤分别需要 1、1.5、2 和 2.5 个成人 FTU，单侧下肢（含足部）皮肤分别需要 1.5、2、3 和 4.5 个成人 FTU，胸腹部皮肤分别需要 1、2、3 和 3.5 个成人 FTU，腰背部（含臀部）皮肤需要 1.5、3、3.5 和 5 个成人 FTU。

3．正确使用方法

（1）不推荐糖皮质激素外用制剂与保湿剂混合使用。建议可先使用保湿剂，15～20 min 后再使用激素。

（2）长期应用 TCS 可导致耐受，超强效外用糖皮质激素连续应用不超过3 周。若需延长使用时间，应先逐渐减量、防止反跳，间隔至少 1 周后再使用，这种间歇疗法可重复进行。

（3）如果皮损没有改善或逐渐加重，除了要考虑原有激素强度不足外，尚应警惕有无外用激素过敏的可能。

（4）为监测病情变化，评估治疗效果，提高安全性，建议急性期患者在治疗后 1 周，亚急性期患者在治疗后 1～2 周，慢性期患者在治疗后 2 周复诊 1次。如皮损和瘙痒显著减轻，可换用强度较初始激素低的其他激素，或减少激素使用频率，或换用非激素药物序贯治疗，即所谓"降阶梯疗法"。一般情况下，超强效和强效激素连续用药不超过 2～3 周；中效激素连续用药不超过 4～6 周。

（5）对于皮损反复发作患者，建议皮损消退后采用主动维持治疗延长缓解期，减少复发。方法是在原有皮损区域长期、小剂量、间歇外用激素（每周2 d，2 次/d），全身则持续外用保湿剂。

（6）对于局限性重度肥厚皮损，在涂抹激素后可使用塑料薄膜封包局部皮损,持续1~8 h不等,通过增加角质层水合度、增大细胞间隙,促进激素经皮吸收,提高疗效。

(7)治疗前应帮助患者克服激素恐惧,告诉患者短期、规范使用是安全的。如果向患者多次解释外用激素的必要性和安全性,患者仍然对使用有顾虑,则可考虑使用非激素药物替代治疗。

三、外用钙调磷酸酶抑制剂

TCS虽然在AD治疗中有较好疗效,但长期使用可能发生的不良反应限制了其使用,反复使用后出现的治疗抵抗也不能很好满足临床需要。TCI提供了一种可以替代TCS的选择。

(一)作用机制

钙调神经磷酸酶抑制剂是迄今发现的唯一受Ca^{2+}调节的丝/苏氨酸蛋白磷酸酶抑制剂,通过阻断T细胞活化中钙调磷酸酶通路中相关细胞因子的基因转录和蛋白表达发挥免疫抑制作用,还能抑制肥大细胞有效减少炎症因子的产生,阻止炎症发生和发展,并作用于瞬时受体电位香草酸亚型1(transient receptor potential vanilloid 1)发挥止痒作用。目前临床应用最多的是同属大环内酯类子囊菌素衍生物的环孢素、他克莫司和吡美莫司。他克莫司软膏和吡美莫司乳膏是外用于皮肤的钙调磷酸酶抑制剂。

(二)适应证与禁忌证

1. 适应证 可作为AD一线制剂用于皮肤薄嫩或褶皱部位,如面颈部、肛周、外生殖器、腋窝和腹股沟等,或作为二线制剂用于其他皮肤部位与外用激素序贯使用,也可用于长期主动维持治疗。

2. 禁忌证 对药物或其基质等成分过敏的患者禁用。研究显示,TCI治疗3个月至2岁婴儿AD的有效性和安全性良好,但由于超适应证,应在和患儿监护人充分沟通,征得同意后使用。因为缺乏安全性数据,不推荐妊娠期和哺乳期患者使用。

(三)使用方法

建议2次/d以快速控制皮肤炎症,直至皮损消退,然后采用主动维持治疗(每周2 d,1次/d)。

(四)不良反应

(1)TCI后出现轻中度皮肤烧灼感、瘙痒及红斑等局部刺激反应,且病情重、皮损范围大(>75%)的 AD 发生率更高。常在涂抹后 5 min 内出现,连续使用数天后此症状可逐渐自行缓解。

(2) 局部皮肤感染,如毛囊炎、Kaposi 水痘样疹、传染性软疣和体癣等,以及流感样症状和头痛。

(3) 针对药物说明书中潜在恶性肿瘤风险的黑框警告,一项系统评价结果显示,TCI 患者罹患淋巴瘤的风险轻度增加,而罹患皮肤恶性肿瘤(鳞状细胞癌、基底细胞癌和黑素瘤)的风险没有显著增加。外用他克莫司能否诱发肿瘤尚需长期随访、观察。

(五) 应用策略

1. 合理使用钙调磷酸酶抑制剂以充分发挥其有效性　急性期如果单纯使用钙调磷酸酶抑制剂很难控制住病情,可以先使用外用激素短期内控制症状,而后再替换回钙调磷酸酶抑制剂,这样可以减少激素的使用,也避免出现不良反应。

2. 钙调磷酸酶抑制剂适合敏感部位的长期使用　TCI 更适合用于面颈部、褶皱部位以及乳房、肛门、外生殖器等部位。

3. 主动维持治疗　有利于维持 AD 病情稳定,更好控制亚临床症状,预防病情复发,从经济角度看长期主动维持治疗更为节省。

四、外用磷酸二酯酶抑制剂

磷酸二酯酶是一类可以降解环磷酸腺苷(cyclic adenosine monophosphate, cAMP)的细胞内酶。PDE-4 是 cAMP 特异性水解酶,表达于多种炎症细胞,可促进炎症因子表达,减少抗炎因子产生。PDE-4 抑制剂通过增加 cAMP 水平,促进 IL-10 等抗炎因子生成,直接或间接地抑制核因子-κB (NF-κB)途径及下游细胞因子和趋化因子的释放,从而达到调节炎症反应的目的。研究发现,AD 患者淋巴细胞中 PDE-4 表达明显增加,抑制 PDE-4 可减轻 AD 症状。最早批准使用的磷酸二酯酶抑制剂为 2% 克立硼罗。

目前,国内已批准 2% 克立硼罗软膏用于 2 岁及以上儿童和成人轻中度 AD 患者,2 次/d。并可用于包括皮肤薄嫩部位和褶皱部位的所有部位皮损,也可用于长期主动维持治疗。对于中重度 AD,建议初始可以与足强度激素联合使用,待皮损控制为轻中度时,使用本药维持治疗。对克立硼罗过敏的患者禁用。妊娠期和哺乳期患者使用 2%克立硼罗软膏的安全性尚不明确。

不良反应多为轻度至中度,低于 5%的患者可能出现局部疼痛、感觉异常、瘙痒、烧灼感和原有皮损加重等,多数不良反应可自行缓解。长达 48 周的临床试验显示,不良反应不会随着时间延长而增加。

五、其他新型抗炎药物

(一)外用 Janus 激酶抑制剂

Janus 激酶(Janus kinases,JAKs)是一种非受体型酪氨酸激酶,JAKs 和其下游的信号传导及转录激活因子(signal transducers and activators of transcription,STAT)形成 JAK‑STAT 信号通路。该通路参与包括 IL‑4、IL‑13、IL‑31 等细胞因子的信号转导,介导 AD 的发生和发展。

目前上市的外用 JAK 抑制剂有托法替尼(tofacitinib)软膏、鲁索替尼(ruxolitinib)乳膏和迪高替尼(delgocitinib)软膏。其中,0.5%迪高替尼软膏于 2020 年获得日本批准用于治疗 16 岁及以上轻中度 AD 患者;2021 年美国批准 1.5%鲁索替尼乳膏用于治疗 12 岁及以上轻中度 AD 患者。外用 JAK 抑制剂不良反应发生率低,多为轻度,包括局部烧灼感、局部瘙痒和毛囊炎等。

(二)本维莫德乳膏

1%本维莫德乳膏(benvitimod cream)是一种非激素、小分子免疫调节剂,通过激活芳香烃受体信号通路,抑制炎症反应,促进皮肤屏障修复。不良反应多为轻中度,包括局部疼痛、瘙痒、红斑、原有皮损加重和毛囊炎等。

第四节 特应性皮炎系统药物治疗

当 AD 患者通过避免诱发因素,应用保湿剂,TCS/TCI 仍不能很好控制皮疹及症状时,可以考虑系统药物治疗。

一、抗组胺药

抗组胺药物是目前控制 AD 瘙痒最常用的止痒剂。组胺存在于组织中肥大细胞和血液中嗜碱性粒细胞的颗粒中，是参与炎症与过敏反应的化学介质。组胺受体有四种亚型，即组胺 H1、H2、H3 和 H4 受体。目前世界上有 40 多种 H1 受体拮抗剂，可用于 AD 瘙痒的辅助治疗。

（一）作用机制

1. 与 H1 受体竞争性结合　抗组胺药通过竞争性地与 H1 受体结合，从而阻断组胺引发的生物学效应。

2. 非特异性抗炎　第二代抗组胺药还可以通过多种机制起到非特异的抗炎作用，包括抑制肥大细胞和嗜碱性粒细胞释放递质、对炎症细胞游走和激活的抑制及影响内皮细胞黏附分子的表达等。

3. 反相激动作用　H1 受体存在两种不同的活化状态，即激活和非激活状态。正常情况下两者处于动态平衡，可以相互转化。组胺可以使活化型受体稳定，而抗组胺药使非活化型受体稳定。

（二）分类

1. 根据和组胺竞争的受体不同　根据其和组胺竞争的靶细胞受体不同而分为 H1 受体拮抗剂和 H2 受体拮抗剂两大类。

2. 根据临床使用时间早晚

（1）第 1 代抗组胺药：20 世纪 80 年代以前开发的抗组胺药为第 1 代抗组胺药，如苯海拉明、氯苯那敏、赛庚啶、异丙嗪等。这些药物的共同特点是分子量小，脂溶性高，易透过血-脑脊液屏障对中枢神经产生镇静、嗜睡等抑制作用。对外周 H1 受体的选择性不够，能同时阻断胆碱能受体、肾上腺素能 α 受体、多巴胺受体和 5 -羟色胺（5 - HT）受体，因此还具有抗胆碱等作用。

AD 的瘙痒主要在夜间加重，具有镇静作用的第 1 代抗组胺药物可以用于 AD 瘙痒的辅助治疗，尤其是伴有睡眠障碍患者。但第 1 代抗组胺药对睡眠质量（快速动眼期延迟并减少）及学习认知能力有影响，不推荐长期使用，特别是儿童。

（2）第 2 代抗组胺药：第 2 代抗组胺药不容易通过血脑屏障，中枢抑制发生率低，又称为非镇静性或低镇静性抗组胺药。目前临床常用的主要有特非那定、西替利嗪、氯雷他定、依巴斯汀、咪唑斯汀、左西替利嗪、非索非拉定、地氯雷他定等。

3.根据是否有中枢镇静作用 有镇静作用的抗组胺药的分子量小,能通过血-脑脊液屏障。第1代抗组胺药均有镇静作用,属镇静类,而第2代绝大多数属非镇静类,其中西替利嗪、特非那定、阿司咪唑有轻度的嗜睡作用。

4.根据化学结构 抗组胺药按照化学结构分为烷基胺类、乙醇胺类、乙二胺类、吩噻嗪类、哌嗪类、哌啶类、吡咯烷类,分类的目的是在联合用药时可考虑选择不同类的药物。

（三）使用方法

口服抗组胺药需经肠道吸收,达到一定血药浓度和组织浓度后,通过结合组胺 H1 受体才能拮抗组胺引发的反应,对于已经发生的临床症状不起作用,因此给药要早,最好在症状出现前给药。初始治疗可以采用常规剂量,效果不好时,首先应加倍剂量使用,仍效果不佳时,可以考虑换另外一种抗组胺药或联合其他抗组胺药。

抗组胺药治疗湿疹皮炎类皮肤病的疗程尚缺乏研究,建议在症状完全消退后再酌情维持 1～2 周。维持期间可以通过逐日减少药量或延长给药间隔的方法,逐渐停用。

二、免疫抑制剂

免疫抑制剂是对机体免疫功能具有非特异性抑制的一类药物,它作用于免疫系统的不同成分或免疫应答的不同阶段,降低或抑制机体免疫应答。中重度 AD 且常规疗法控制不佳或治疗抵抗时,可以系统使用免疫抑制剂。

（一）环孢素

1.作用机制 环孢素 A(cyclosporine A, CsA)是一种具有强大免疫抑制作用的真菌肽,可以通过抑制 IL-2 等细胞因子的转录,影响 T 淋巴细胞的活化,从而抑制 T 淋巴细胞介导的免疫反应。CsA 还能下调 Th2 细胞,降低 IL-4、IL-5 水平从而降低外周血 EC,也可明显抑制黏附分子的活化。这些因子的减少与 AD 疾病活动参数的变化(如疾病的严重程度)密切相关。

2.治疗剂量和方案 在 AD 阶梯治疗方案中,CsA 被推荐为中重度 AD 的二线治疗药物。《中国 AD 诊疗指南(2020 版)》指出 CsA 起始剂量 3～5 mg/(kg·d),分 2 次口服,控制病情后渐减量至最小剂量维持[0.5～1 mg/

(kg·d)]，整个疗程建议不超过 2 年；也可尝试环孢素间断治疗方法，即短程循环用药，在两次使用 CsA 治疗间期进行常规治疗，以尽量减少 CsA 治疗的持续时间和累积剂量，以避免或延迟 CsA 的不良反应。

以 5 mg/(kg·d)作为起始治疗被认为可有效诱导 AD 皮疹的快速消退，而 CsA 的毒性与治疗的持续时间、累计剂量有关，而与起始剂量无关。如果使用 CsA 治疗 8 周患者无反应则应停用 CsA；当皮损恢复到一个可接受的水平，可每 2 周减量 1 mg/kg，并逐步减至最低有效剂量。必须明确的是 CsA 短期使用是为了诱导疾病消退，对儿童的治疗不建议超过 6 周。用药期间应严密监测血压和肾功能，有条件可检测环孢素血药浓度，并且不要同时进行光疗。

3. 不良反应　环孢素的不良反应通常与剂量相关。最重要的不良反应为肾毒性，其次还包括血压及血脂升高、心肌梗死、牙龈增生、多毛、头疼、无力、胃肠功能紊乱等。随着用药时间延长，机会感染和恶性肿瘤的风险随之增加。

（二）硫唑嘌呤

1. 作用机制　硫唑嘌呤（azathioprine）可抑制嘌呤核苷酸和蛋白质的合成，抑制淋巴细胞增殖，从而下调 T、B 细胞功能，起到免疫抑制的效果，还可通过抑制 T 细胞表达 TRAIL 等炎症相关标记物，减轻 T 细胞所诱发的炎症反应。

2. 治疗剂量和方案　推荐硫唑嘌呤每日剂量 50～100 mg，可先从小剂量开始。用药前需进行硫基嘌呤甲基转移酶（TPMT）基因分型检测，其间严密监测血象，若有血红蛋白和白细胞减少，应立即停药。用药后 4～6 周后起效，8 周达高峰。

3. 不良反应　硫唑嘌呤主要不良反应是骨髓抑制和肝损害，其他还包括恶心、呕吐、感染、头痛和过敏反应，长期治疗可能增加恶性肿瘤风险。因此，建议使用硫唑嘌呤治疗期间要加强防晒，避免光疗。

（三）甲氨蝶呤

1. 作用机制　甲氨蝶呤是叶酸拮抗剂，能通过抑制二氢叶酸还原酶，抑制 DNA 合成和细胞增殖，抑制 T 细胞，抑制单核细胞趋化、人类白细胞抗炎复合体（MHC）Ⅱ类抗原表达和 IL-1、白三烯 B4 的合成，从而发挥其强大的抑制炎症细胞趋化和细胞因子合成的作用。

2. 治疗剂量和方案　甲氨蝶呤每周 10～15 mg，可顿服，也可分 2 次服用。

当甲氨蝶呤逐渐减量时推荐使用维持疗法（如 UVA/UVB）以降低复发的危险。用药前应询问肝病史及饮酒史等。

3. 不良反应　甲氨蝶呤的潜在不良反应包括肝毒性、肝酶水平短暂升高、口腔炎、骨髓抑制、呕吐、腹泻、肺纤维化和支气管炎（与剂量无关）、脱发、恶心和疲劳等。

（四）麦考酚酯

1. 作用机制　麦考酚酯（mycophenolate mofeli，MMF），是霉酚酸（mycophenolic acid，MPA）的脂化产物。MMF 口服后可迅速水解为 MPA，而 MPA 是一种选择性、可逆性、非竞争性肌苷酶抑制剂，可抑制鸟嘌呤的合成；通过选择性地抑制 T、B 淋巴细胞中的肌苷酶活性而发挥强大的免疫抑制效应。

2. 治疗剂量和方案　在欧洲，一般予 2 g/d 的固定剂量治疗 AD，最高不超过 3 g/d。一项单独使用 MMF 对 14 名儿童 AD 的回顾性调查研究发现，幼儿使用 40～50 mg/(kg·d)，青少年使用 30～40 mg/(kg·d)是安全有效的；在治疗后 8～12 周达到最大效果。但也有研究显示部分 AD 患者对 MMF 的治疗反应不佳，因此目前不提倡在 AD 治疗中使用 MMF。

3. 不良反应　MMF 常见的不良反应是胃肠道反应，如恶心、腹泻，在治疗开始时最常见，其后逐渐缓解直至消失；其次为中性粒细胞减少、致畸，偶见高血钾、肌痛、嗜睡、血尿酸升高。

三、系统应用糖皮质激素

糖皮质激素是肾上腺皮质激素的一种，属甾体类化合物，包括氢化可的松、可的松、泼尼松等。

（一）作用机制

系统应用糖皮质激素具有强大的抗炎、抗毒、抗休克及免疫抑制作用。

（二）分类

按糖皮质激素对下丘脑-垂体-肾上腺皮质（HPA）轴抑制时间的长短，可分为短效、中效、长效三类。糖皮质激素的用量须根据不同病种和病情的轻重制定。一般用量分三个阶梯，以泼尼松为准，5～30 mg/d 为小剂量，35～60 mg/d 为中剂量，60 mg/d 以上为大剂量。具体分类及相互换算见表 6-2。

表 6 - 2　常用糖皮质激素药物的比较

类别	药　　物	糖代谢（比值）	水盐代谢（比值）	抗炎作用（比值）	等效量（mg）	半衰期（min）	副作用持续时间（h）
短效	氢化可的松	1.0	1.0	1.0	20	90	8～12
	可的松	0.8	0.8	0.8	25	90	8～12
中效	泼尼松	3.5	0.6	3.5	5	>200	12～36
	泼尼松龙	4.0	0.6	4.0	5	>200	12～36
	甲基泼尼松龙	5.0	0.5	5.0	4	>200	12～36
	曲安西龙	5.0	0	5.0	4	>200	12～36
长效	地塞米松	30	0	30	0.75	>300	36～54
	倍他米松	30～35	0	25～35	0.60	>300	36～54

（三）治疗剂量和方案

系统应用糖皮质激素可通过减轻水肿、渗出、炎症细胞浸润,改善局部红肿、灼热和瘙痒等症状。因而可迅速减轻炎症反应和瘙痒症状,控制疾病继续恶化,但停药后容易复发。因此,临床选择短期应用于病情严重、其他药物治疗无效的患者。

2014 版美国 AD 治疗指南推荐糖皮质激素剂量为 $0.5～1.0$ mg/(kg·d)。我国推荐剂量为 0.5 mg/(kg·d)(以甲泼尼松龙计),病情好转后及时减量停药。对于较顽固病例,可先用糖皮质激素治疗,之后逐渐过渡到免疫抑制剂或紫外线疗法。

（四）不良反应

系统应用时注意监测糖皮质激素的不良反应,如水钠潴留、高血压、消化道溃疡、多毛、骨质疏松、糖尿病及继发感染等症状。用药前应仔细评估患者一般情况和其必要性,时刻关注可能发生的糖皮质激素不良反应,减量勿过快,避免病情反跳。

四、白三烯抑制剂

白三烯(leukotriene,LT)是花生四烯酸通过 5 -脂氧合酶途径代谢的产物,它们由肥大细胞、嗜碱性粒细胞和巨噬细胞分泌。

（一）作用机制

LT 包括二羟基酸 LT(LTB)和半胱氨酸 LT(Cys - LT;LTC、LTD、

LTE），后者为过敏性慢反应物质（SRS－A）。LT 可以使血管通透性增大、皮肤血管扩张，从而使皮肤出现水疱和潮红反应。AD 患者的皮肤损害中 LTB4 的含量增加，并与疾病的严重度相关；而 Cys－LT 可以诱发角质细胞增殖、表皮增厚、皮肤纤维化。LT 受体拮抗剂能特异性地阻断 Cys－LT 受体，发挥拮抗变态反应的作用。

（二）治疗剂量和方案

LT 抑制剂在变应原诱导的哮喘及鼻炎中的治疗作用已得到证实。但多项临床观察发现，LT 抑制剂在改善 AD 疾病严重程度、瘙痒和减低外用糖皮质激素使用量的作用方面与安慰剂无显著差异，故不推荐使用。

（三）不良反应

最常见的不良反应有头痛和腹痛，其他还有皮肤瘀斑、可逆性视幻觉、异态睡眠、眼睑水肿和荨麻疹等。

五、免疫调节剂

免疫调节剂的作用机制尚不清楚，推测可能的途径包括：激活巨噬细胞和 T、B 淋巴细胞；激活网状内皮系统和补体；诱生多种细胞因子，如干扰素、IL、肿瘤坏死因子等。部分临床研究显示，卡介菌多糖核酸、左旋咪唑、胸腺肽等可通过免疫调节辅助 AD 的治疗。

六、静脉注射免疫球蛋白

静脉注射免疫球蛋白（intravenous immunoglobulin，IVIg）含有正常人血浆中所有的特异性抗体成分，主要是 IgG 以及少许 IgA 和 IgM，具有免疫替代和免疫调节的双重治疗作用。近年来，大剂量 IVIg 作为免疫调节剂越来越多地被用于治疗免疫功能紊乱相关的疾病。

研究证实，IVIg 对皮质类固醇依赖性哮喘患者有肯定疗效，由于 AD 和哮喘存在慢性炎症和免疫细胞激活等共性，且 IVIg 可以直接中和毒素，并减少各种致病微生物在组织中定植，因此可用于治疗 AD。推荐剂量每月 2 g/kg，分 3 次静脉注射，连续 3～6 个月。成人 AD 患者在其他治疗无效的情况下可加用 IVIg 治疗，而 AD 患儿可单独使用 IVIg 治疗。此疗法的不良反应大多为自限性，如寒战，发热，头痛，肌肉、关节疼痛。

七、Janus 激酶抑制剂

（一）作用机制

JAK-STAT 信号通路是免疫功能调节的主要信号通路，参与了 AD 发病中许多炎性细胞因子的下游信号传导，包括 IL、干扰素和多种生长因子等。JAK 抑制剂能通过阻断 IL-4、IL-13、IL-31 等相关细胞因子介导的 JAK-STAT 信号通路，影响下游基因的表达，从而抑制 AD 的发生。

（二）分类

1. 第一代 JAK 抑制剂　最大的特点是能同时抑制多个 JAK 蛋白的激酶部分，从而抑制多种细胞因子的作用。

（1）托法替尼：托法替尼（tofacitinib）可以口服和局部使用。作为泛 JAK 抑制剂，主要抑制 JAK1 和 JAK3，对 JAK2 和 TYK2 也有较弱的抑制作用。托法替尼可降低参与 AD 发病机制的 IL-4、IL-5 和 IL-13 细胞因子，还可减轻 AD 的瘙痒症状。目前托法替尼已获得美国食品药品监督管理局（FAD）批准用于治疗类风湿关节炎、银屑病性关节炎和溃疡性结肠炎。

（2）巴瑞替尼：巴瑞替尼（baricitinib）为口服的 JAK1 和 JAK2 抑制剂，最早获批用于治疗类风湿关节炎。2021 年 5 月欧盟委员会批准口服巴瑞替尼可用于治疗适合系统治疗的中度至重度 AD 成人患者。目前国内尚未获批用于 AD 治疗，但中国 2020 版 AD 治疗指南中提及巴瑞替尼可用于 AD 的治疗。使用剂量为 1 次/d，每次 2 mg。

2. 第二代 JAK 抑制剂　第二代 JAK 抑制剂大多选择性抑制 JAK1 或 JAK3，在抑制特定的 JAk-STAT 信号通路的情况下，减少对其他细胞因子的影响。

（1）乌帕替尼：乌帕替尼（upadacitinib）是一种选择性 JAK1 抑制剂，通过抑制 STAT 磷酸化，可有效抑制 JAK1 依赖性细胞因子 IL-6、抑瘤素 M、IL-2 和 γ 干扰素。2021 年 8 月，欧盟委员会（EC）批准乌帕替尼可用于适合接受全身性治疗的成人和 12 岁以上青少年中重度 AD 患者。2022 年 2 月，中国国家药品监督管理局批准乌帕替尼用于治疗 12 岁及以上中至重度 AD。使用剂量为体重≥40 kg 的儿童和不超过 65 岁的成人，1 次/d，每次 15 mg，若效果不明显，可增加剂量至 30 mg/d。

（2）阿布昔替尼：阿布昔替尼（Abrocitinib）是一种选择性 JAK1 抑制剂，

可抑制关键细胞因子,包括 IL‑4、IL‑13、IL‑31 和 γ 干扰素。2021 年 9 月,阿布昔替尼在英国首次获批上市,用于治疗成人和 12 岁以上青少年中重度 AD。2022 年 4 月 11 日,中国国家药品监督管理局也批准阿布昔替尼用于对其他系统治疗(如激素或生物制剂)应答不佳或不适宜上述治疗的难治性、中重度 AD 成人患者,使用剂量为 100 mg/d 或 200 mg/d。

（三）不良反应

JAK 抑制剂的安全性历来为临床专家、学者所忧虑。此前,FDA 已对由 JAK 抑制剂类药物引发的严重心血管有关事件、癌症、静脉血栓和死亡风险提升进行黑框警告,并多次对 JAK 抑制剂类药物做出核查延迟时间决策,JAK 抑制剂的安全性也受到学界各领域的注意。

JAK 抑制剂不良反应主要有头晕、头痛、胃肠道反应(恶心、腹泻)、鼻咽炎、感染(尤其是呼吸道和泌尿道感染),其中肠胃失调和感染最常见,治疗中需要对患者进行定期监测。相比之下,对 JAK 蛋白选择性更强的第二代 JAK 抑制剂,可能具有更好的安全性。

八、其他

硫代硫酸钠以及复方甘草酸苷在临床也可用于 AD 的急性发作期,有一定疗效,但需要更多高质量的循证医学证据支持。

硫代硫酸钠能通过其螯合和抗氧化特性,缓解钙磷代谢紊乱导致的皮肤瘙痒;中和过敏产生的酸性物质,阻止炎性物质的释放;与钙螯合,发挥抗氧化、舒张血管及抗炎作用。用法:成人 0.5 g～1 g(5% 注射用水溶液 10～20 mL)静注,1 次/d,10～14 d 为 1 个疗程。

复方甘草酸苷主要成分为甘草酸苷,化学结构与肾上腺皮质激素类似,具有抗炎、抗过敏、调节免疫等功效,对 AD 具有一定治疗效果。该药物在代替激素类药物治疗的同时,可有效避免激素类药物使用过程中出现的不良反应。

第五节　生　物　制　剂

研究表明,AD 发生发展以 2 型炎症级联反应为主要特征。2 型炎症反应主要涉及 Th2 细胞、2 型固有淋巴样细胞及其分泌的细胞因子,包括 IL-4、IL-5、IL-9 和 IL-13 等。Th2 细胞分泌的细胞因子能刺激 B 细胞增殖并产生抗体,参与皮肤黏膜表面的屏障免疫。此外,还可通过表达 CC 趋化因子受体、皮肤淋巴细胞抗原等在皮肤局部发挥作用,或通过循环作用于全身,导致多系统过敏性疾病的发生。因此,针对 2 型炎症的靶向治疗可用于 AD。

目前,治疗 AD 的生物制剂主要有抗 IL-4/13 单抗、抗 IL-13 单抗、抗 IgE 单抗、抗 IL-33 单抗等。其中已经被 FDA 批准用于治疗 AD 的药物有 Dupilumab 和 Crisaborole。

一、靶向 IL-4/IL-13 的生物制剂

IL-4 和 IL-13 是 Th2 细胞主要分泌的细胞因子,可诱导树突状细胞的分化和活化,激活 B 细胞,刺激 IgE 类转化和嗜酸性粒细胞的募集,且可诱导 IL-31 表达,进而诱导瘙痒的产生。Dupilumab 为完全人源化单克隆抗体,通过与 IL4R、IL-13R 共享的 IL-4 Rα 亚单位结合,抑制 IL-4/IL-13 信号转导,减轻 Th2 细胞的免疫应答,继而减少嗜酸性粒细胞、单核细胞等炎症细胞聚集。目前在国际上已被批准用于中重度 AD、伴嗜酸性粒细胞增多性或糖皮质激素依赖的中重度哮喘、常规治疗无效的嗜酸型慢性鼻炎鼻窦炎伴鼻息肉。在 AD 方面,Dupilumab 适应人群覆盖了年龄在 6 岁以上的患者,目前针对 6 个月至 5 岁 AD 患者的临床试验已进展至 Ⅱ/Ⅲ 期阶段(NCT03346434、NCT 02612454)。2021 年 12 月,Dupilumab 制剂达必妥被纳入中国国家基本医疗保险。

目前共有 6 项 Dupilumab 治疗成人 AD 的 Ⅲ 期临床研究,共纳入超过 2 900 例受试者。研究数据显示,Dupilumab 治疗组均达到了主要终点和次要终点,显著改善了 AD 患者的皮损和瘙痒,明显减少急性发作的频率,同时还改善了患者焦虑、抑郁症状以及生活质量等。Dupilumab 治疗与安慰剂组的总体不良事件发生率相似,主要为注射部位反应、眼睑炎症、结膜炎、角膜炎、鼻咽炎等。

二、靶向 IL-13 的生物制剂

IL-13 是由 Th2 细胞、树突状细胞、肥大细胞和单核细胞产生的多效性细胞因子,通过与 IL-13/IL-4α 复合物结合而诱导激活 JAK-STAT 通路并

促进过敏性疾病的发展。

Tralokinumab 和 Lebrikizumab 是人源化免疫球蛋白 IgG4 单抗,其通过与 IL-13α 受体结合,从而防止 IL-13 Rα1/IL-4 Rα 复合体的形成,并抑制这一受体复合体介导的信号通路。目前 Tralokinumab 已获得欧盟委员会上市批准治疗中重度 AD,FDA 的上市批准正在进行中。

三、靶向 IL-31 的生物制剂

目前大多数研究都认同 AD 急性发作期以 Th2 型细胞因子占主导,IL-31 是其主要影响因子之一。IL-31 可影响角质形成细胞分化和丝聚蛋白表达,导致皮肤屏障功能受损;刺激角质形成细胞释放趋化因子,嗜酸性粒细胞分泌促炎细胞因子,引起严重瘙痒和皮肤炎症。

Nemolizumab 是一种人源化抗体,可在某些细胞(如神经元)中与 IL-31 受体 A 结合,以阻断 IL-31 的结合并抑制 IL-31 信号传导,从而改善患者的临床症状。

四、靶向 IL-22 的生物制剂

IL-22 是 IL-10 细胞因子家族的成员,主要来源于 $CD4^+$ T 细胞中的 Th22 细胞。研究发现,AD 患者皮损 Th22 细胞浸润,血清 IL-22 水平升高。IL-22 可能通过促进表皮增生,抑制表皮分化和破坏表皮屏障功能在 AD 发病中起作用。

Fezakinumab 是抗 IL-22 的单克隆 IgG 抗体。一项随机、双盲、安慰剂对照的 Ⅱa 期试验显示,在第 12 周时,Fezakinumab 组和安慰剂组的 SCORAD 平均下降率分别为 13.8 和 8.0,而且其安全性良好。

五、靶向 IL-33 的生物制剂

靶向 IL-33 的生物制剂 Etokimab(ANB020)是一种人类单克隆 IgG1 抗体,可高效的中和 IL-33。目前在 AD、哮喘和食物过敏中均有初步的临床研究报道。Chen 等报道 12 例中重度 AD 患者静脉注射单剂量 Etokimab 后可获得快速和持续的临床疗效。在治疗第 29 日,有 83% 受试者达到 EASI-50 和 33% 受试者达到 EASI-75,且受试者外周嗜酸性粒细胞较对照组明显下降。所有受试者对 Etokimab 的耐受性良好,最常见的不良反应是头痛、上呼

吸道感染、尿路感染和局部肿胀。

六、靶向 IgE 抗体的生物制剂

IgE 是引起 I 型变态反应的主要因子，可通过高亲和力 IgE 受体 FcεR I 结合肥大细胞、嗜碱性粒细胞以及树突状细胞，促使它们在过敏原暴露的情况下被激活，释放促炎症因子参与 2 型炎症通路等多种生物效应。

Omalizumab 为第一个成功开发的人源化的抗 IgE 单克隆抗体，靶向结合 IgE，减少游离 IgE 的水平，可阻断 IgE 与嗜碱性粒细胞和肥大细胞上的高亲和力 FcεR I 受体结合，稳定肥大细胞、嗜碱性粒细胞和树突状细胞并抑制细胞激活，减少炎症细胞的激活和炎症介质的释放，从而阻断诱发气道或皮肤的炎症级联反应。Omalizumab 先后被 FDA 批准用于中重度持续性变应性哮喘、慢性特发性荨麻疹和重度 CRSwNP 的治疗。对于 AD，有 Meta 分析表明，Omalizumab 对 AD 无显著疗效。然而也有研究显示 Omalizumab 可显著改善患儿的 SCORAD 评分和改善其瘙痒症状，提高患儿生活质量，并认为 Omalizumab 对儿童 AD 比成人 AD 疗效更好。Omalizumab 的安全性良好，常见不良反应为注射部位局部反应、上呼吸道感染、头痛、关节痛、鼻咽炎、鼻窦炎、咳嗽、恶心等，但也有个别报道注射后出现严重过敏反应。

七、抗 TSLP 单克隆抗体

胸腺基质淋巴生成素（thymic stromal lymphopoietin，TSLP）是一种上皮细胞衍生的细胞因子，利用 JAK1 和 JAK2 的结合来激活 STAT5 蛋白。TSLP 可激活树突状细胞诱导原始 $CD4^+$ T 淋巴细胞分化为 Th2 细胞，产生 $TNF-\alpha$、IL-4、IL-5 和 IL-13 等炎症介质。研究表明，AD 患者角质层 TSLP 表达增高，与病情严重程度和表皮屏障功能受损有关。

Tezepelumab 是一种人源化单克隆抗体，可抑制 TSLP 与其受体的相互作用。在一项 II a 阶段的研究中，113 例患者按 1∶1 比例随机分为每 2 周接受皮下注射 Tezepelumab 组和安慰剂组。结果显示，Tezepelumab 组有 64.7% 的患者达到 EASI-50，高于安慰剂组的 48.2%，但差异无统计学意义。

其他靶向生物制剂，如抗 IL-17A 的单克隆抗体 Secukinumab、抗 IL-12/23 的单克隆抗体 Ustekinumab、抗 OX40 的单克隆抗体（GBR 830）均有应用于 AD 治疗的个案报道或 I / II 期临床试验。

随着生物制剂的兴起和临床使用，给 AD 患者尤其是中重度 AD 的治疗带来了希望。期望随着研究的进一步深入，AD 的发病机制更加明确，针对 AD 开发更高效、安全的生物制剂应用于临床中，使 AD 的治疗方案不断优化，以达到更精准、更安全的治疗效果。

参考文献

［1］ 中华医学会皮肤性病学分会免疫学组，特应性皮炎协作研究中心.中国特应性皮炎诊疗指南（2020 版）［J］.中华皮肤科杂志，2020，53（2）：81-88.

［2］ 中国中西医结合学会皮肤性病专业委员会环境与职业性皮肤病学组等.特应性皮炎外用制剂合理应用及患者指导专家共识［J］.中华皮肤科杂志，2022，55（4）：281-288.

［3］ Elmariah SB. Adjunctive management of itch in atopic dermatitis ［J］. Dermatol Clin，2017，35（3）：373-394.

［4］ Murota H，Katayama I. Exacerbating factors of itch in atopic dermatitis ［J］. Allergol Int，2017，66（1）：8-13.

［5］ Fuji M. Current understanding of pathophysiologicalmechanisms of atopic dermatitis：interactions among skin barrier dysfunction，immune abnormalities and pruritus ［J］. Biol Pharm Bull，2020，43（1）：12-19.

［6］ Dawn A. Papoiu AD，Chan YH，et al. Itch characteristics in atopic dermatitis：results of a web-based questionnaire［J］. Br J Dermatol，2009，160（3）：642-644.

［7］ Darsow U，Scharein E，Simon D，et al. New aspects of itchpathophysiology：component analysis of atopic itch using the "Eppendorf Itch Questionnair"［J］. Int Arch Allergy Immunol，2001，124（1-3）：326-331.

［8］ 中国医师协会皮肤科医师分会过敏性疾病专业委员会等.特应性皮炎瘙痒管理专家共识［J］.中华皮肤科杂志，2021，54（5）：391-396.

［9］ Wollenberg A，Christen-Zäch S，Taieb A，et al. ETFAD/EADV Eczema task force 2020 position paper on diagnosis and treatment of atopic dermatitis in adults and children［J］. J Eur Acad Dermatol Venereol，2020，34（12）：2717-2744.

［10］ Stander S，Augustin M，Reich A，et al. Pruritus assessment in clinical trials：consensus recommendations from the International Forum for the Study of Itch （IFSI）special interest group scoring itch in clinical trials［J］. Acta Derm Venereol，2013，93（5）：509-514.

［11］ Chrostowska Plak-D，Salomon J，Reich A，et al. Clinical aspects of itch in adult atopic dermatitis patients ［J］. Acta Derm Venereol，2009，89（4）：379-383.

［12］中国医师协会皮肤科分会变态反应性疾病专业委员会.慢性瘙痒管理指南（2018 版）
［J］.中华皮肤科杂志,2018,51(7)：481－485.

［13］Elman S，Hynan LS，Gabriel V，et al. The 5－D itch scale：a new measure of
pruritus［J］. Br J Dermatol, 2010, 162(3)：587－593.

［14］Micali G，Patemδ V，Cannarella R，et al. Evidence-based treatment of atopic
dermatitis with topical moisturizers［J］. G Iltal Dermatol Venereol, 2018, 153(3)：
396－402.

［15］Palis J，Yosipovitch G. Management of itch in atopic dermatitis［J］. Am J Clin
Dermatol，2018，19(3)：319－332.

［16］Katoh N，Ohya Y，Ikeda M，et al. Japanese guidelines for atopic dermatitis 2020
［J］. Allergol Int，2020，69(3)：356－369.

［17］Wollenberg A，Barbarot S，Bieber T，et al. Consensus-based European guidelines
for treatment of atopic eczema［J］. Atopic Dermatol Venereol，2018，32(5)：
657－682.

［18］中国中西医结合学会皮肤性病专业委员会环境与职业性皮肤病学组.规范外用糖皮
质激素类药物专家共识［J］.中华皮肤科杂志,2015,48(2)：73－75.

［19］Roekevisch E，Spuls PI，Kuester D，et al. Efficacy and safety of systemic treatments
for moderate-to-severe atopic dermatitis：a systematic review［J］. J Allergy Clin
Immunol, 2014, 133(2)：429－438.

［20］Simon D，Bieber T. Systemic therapy for atopic dermatitis［J］. Allergy, 2014,
69(1)：46－55.

［21］Andersen HH，Elberling J，Solvsten H，et al. Non-histaminergic and mechanical
itch sensitization in atopic dematitis［J］. Pain, 2017, 158(9)：1780－1791.

［22］Henz BM，Metzenauer P，O'Keefe E，et al. Differential effects of new-generation
H1－receptor antagonists in pruritic dermatoses［J］. Allergy, 1998, 53(2)：
180－183.

［23］Matsuda KM，Sharma D，Schonfeld AR，et al. Gabapentin and pregabalin for the
treatment of chronic pruritus［J］. J Am Acad Dermatol, 2016, 75(3)：619－625, e6.

［24］Hundley JL，Yosipovitch G. Mirtazapine for reducing nocturmalitch in patients with
chronic pruritus：a pilot study［J］. J Am Acad Dermatol, 2004, 50(6)：889－891.

［25］Malekzad F，Arbabi M，Mohtasham N，et al. Efficacy of oralnaltrexone on pruritus
in atopic eczema：a double-blind, placebo-controlled study［J］. J Eur Acad Dermatol
Venereol, 2009, 23(8)：948－950.

[26] European task force on atopic dermatitis position paper: treatment of parental atopic dermatitis during preconception, pregnancy and lactation period [J]. J Eur Acad Dermatol Venereol, 2019, 33(9): 1644 - 1659.

[27] Long CC, Mills CM, Finlay AY. A practical guide to topical therapy in children [J]. Br J Dermatol, 1998, 138(2): 293 - 296.

[28] Warner MR, Camisa C. Topical corticosteroids[M]//Wolverton SE. Comprehensive dermatologic drug therapy [J]. 3rd ed. New York: Saunders Elsevier, 2013: 48 - 504.

[29] Xu W, Li Y, Chen Z, et al. Wet-wrap therapy with halometasone cream for severe adult atopic dermatitis [J]. Postgrad Med, 2018, 130(5): 470 - 476.

[30] Chung JG, Cheng H, Croxson M, et al. Topical corticosteroid wet wrap treatment and adrenal suppression: an Auckland perspective [J]. JAAD Int, 2021, 5: 66 - 68.

[31] Pereira U, Boulais N, Lebonvallet N, et al. Mechanisms of the sensory effects of tacrolimus on the skin [J]. Br J Dermatol, 2010, 163(1): 70 - 77.

[32] Sigurgeirsson B, Boznanski A, Todd G, et al. Safety and efficacy of pimecrolimus in atopic dermatitis: a 5 - year randomized trial [J]. Pediatrics, 2015, 135(4): 597 - 606.

[33] Mandelin JM, Rubins A, Remitz A, et al. Long term efficacy and tolerability of tacrolimus 0. 03% ointment in infants: a two-year open-label study [J]. Int J Dermatol, 2012, 51(1): 104 - 110.

[34] Thaci D, Chambers C, Sidhu M, et al. Twice weekly treatment with tacrolimus 0.03% ointment in children with atopic dermatitis: clinical efficacy and economic impact over 12 months [J]. J Eur Acad Dermatol Venereol, 2010, 24(9): 1040 - 1046.

[35] Dawn AG, Yosipovitch G. Butorphanol for treatment of intractable pruritus [J]. J Am Acad Dermatol, 2006, 54(3): 527 - 531.

[36] Simpson EL, Bieber T, Guttman Yassky E, et al. Two phase 3 trials of dupilumab versus placebo in atopic dermatitis [J]. N Engl J Med, 2016, 375(24): 2335 - 2348.

[37] Wollenberg A, Blauvelt A, Guttman-Yassky E, et al. Tralokinumab for moderate-to-severe atopic dermatitis: results from two 52 - week, randomized, double-blind, multicentre, placebo-controlled phase Ⅲ trials(ECZTRA 1 and ECZTRA 2)[J]. Br J Dermatol, 2021, 184(3): 437 - 449.

[38] Ruzicka T, Hanifin JM, Furue M, et al. Anti-interleukin-31 receptor a antibody for atopic dermatitis [J]. N Engl J Med, 2017, 376(9): 826 - 835.

[39] Soeberdt M, Kilic A, Abels C. Small molecule drugs for the treatment of pruritus in patients with atopic dermatitis [J]. Eur J Pharmacol, 2020, 881: 173242.

[40] Wollenberg A, Reitamo S, Atzori F, et al. Proactive treatment of atopic dermatitis in adults with 0. 1% tacrolimus ointment [J]. Allergy, 2008, 63(6): 742 - 750.

[41] Schlessinger J, Shepard JS, Gower R, et al. Safety, effectiveness, and pharmacokinetics of crisaborole in infants aged 3 to < 24 months with mild-to-moderate atopic dermatitis: a phase IV open-label study(CrisADe CARE 1)[J]. Am J Clin Dermatol, 2020, 21(2): 275 - 284.

[42] Bissonnette R, Papp KA, Poulin Y, et al. Topical to facitinib for atopic dermatitis: a phase II a randomized trial [J]. Br J Dermatol, 2016, 175(5): 902 - 911.

[43] Papp K, Szepietowski JC, Kircik L, et al. Efficacy and safety of ruxolitinib cream for the treatment of atopic dermatitis: results from 2 phase 3, randomized, double-blind studies [J]. J Am Acad Dermatol, 2021, 85(4): 863 - 872.

[44] Nakagawa H, Nemoto O, Igarashi A, et al. Long-term safety and efficacy of delgocitinib ointment, a topical Janus kinase inhibitor, in adult patients with atopic dermatitis [J]. J Dermatol, 2020, 47(2): 114 - 120.

[45] Peppers J, Paller AS, Maeda-Chubachi T, et al. A phase 2, randomized dose-finding study of tapinarof (GSK2894512 cream)for the treatment of atopic dermatitis [J]. J Am Acad Dermatol, 2019, 80(1): 89 - 98.

第七章
特应性皮炎的物理治疗

第一节　光　　疗

一、光疗概述

光是一种具有电磁波的波长和频率,以及粒子流的能量和波动性等特性的二重性物质。不同的光线具有不同的光量子能量,可引起不同的光电、光化学、荧光和热效应。光疗就是利用光线的辐射能来治疗疾病或达到美容效果的一种物理治疗技术,包括红外线、可见光、紫外线、光化学疗法等。

早在一个多世纪前人们就认识到日光中的紫外线可以用来治疗某些疾病。20世纪70年代人工紫外线光源的问世使光疗得到了快速的发展,目前已成为银屑病、白癜风、AD等皮肤病的重要治疗手段。

二、紫外线光疗

紫外线为可见光中很小的一部分,其光谱范围100～400 nm。1932年第二届理疗和光生物学大会,根据紫外线的生物学特性将其光谱分为三个波段,即长波紫外线(UVA),波长320～400 nm;中波紫外线(UVB),波长290～320 nm;短波紫外线(UVC),波长180～290 nm。另外,根据皮肤红斑和黑素形成作用的不同,UVA又分为UVA1(340～400 nm)和UVA2(320～340 nm)。

（一）理化特征

紫外线穿透皮肤的深度与其波长相关,波长越长,穿透越深。UVA又称

"黑光",大部分(56%)可穿透表皮达真皮上部,并可作用于血管和其他组织,最深可达真皮中部;UVB主要被表皮的角质形成细胞吸收;UVC大部分被大气中的空气、云层、尘粒、水汽等吸收和散射,到达皮肤的UVC大部分被角质层反射和吸收,仅小部分(8%)可达棘细胞层。

(二)生物学效应

1.红斑反应 红斑反应是紫外线的重要生物学效应之一,是观察中初始治疗量确定和调节照射量的重要指标,也是辐射后最显著的皮肤急性损伤。红斑反应的潜伏期、强度和持续时间与照射剂量有关,照射剂量越大,潜伏期越短,反应越强,持续时间越长,同时也与个体差异、身体不同部位、环境因素等有关。紫外线辐射后24 h能诱发皮肤产生刚好能观察到红斑的最小辐射剂量叫做最小红斑剂量(minimal ery-thema dose,MED),MED随着波长的增加而明显增加。

2.色素沉着 紫外线照射可引起的色素沉着分为即刻和延迟反应两种。前者主要由UVA和部分短波可见光引起,较多发生在有色人种中。可能是由于表皮黑素细胞中的黑素氧化后颜色加深,并重新分布。后者由UVA、UVB、UVC共同诱发。紫外线辐射促使黑素细胞体积增大,树状突延长,细胞内酪氨酸酶活性增强,导致黑素合成增加。延迟色素沉着可持续数周至数月。

3.皮肤增生 主要由UVB或UVC引起。紫外线辐射可诱发细胞的有丝分裂,DNA、RNA和蛋白质的合成增加,增生从辐射后的几小时到几日开始,可持续1～2个月。临床上,可以看到患者的表皮、真皮增厚,皮肤角层增厚最高达2～3倍。这增强了皮肤对光的反射和吸收,有利于减轻光损害。

4.维生素D合成 中等剂量的UVB辐射能作用于皮肤中7-脱氢胆固醇,形成胆钙化醇(内源性维生素D_3),再经肝和肾的羟化成为维生素D_3。

5.影响免疫 紫外线辐射后可以引起局部和全身免疫功能的改变,与照射的面积、强度和机体的生理状态密切相关。

(1)抑制免疫反应:紫外线可使皮肤抗原提呈细胞功能减弱,从而抑制皮肤接触过敏反应和迟发型超敏反应。

(2)增加免疫反应:紫外线照射可以增加肥大细胞数量并促使其脱颗粒,引起速发型超敏反应;可通过促使角质形成细胞生成多种IL(IL-1、IL-3、IL-6、IL-10)和肿瘤坏死因子-α,参与免疫细胞激活、分化和增殖。

（3）改变血液中细胞成分及其活性：紫外线照射可使免疫球蛋白形成增多，增加补体活性和网状内皮细胞的吞噬能力，改变 T 细胞亚群成分及分布等。

6. 皮肤光老化　皮肤光老化表现为中老年人日光暴露部位出现皮肤粗糙、松弛、下垂，出现皱纹、不规则色斑和毛细血管扩张，并可能出现各种良性和恶性肿瘤。

UVB 和 UVA 辐射均可诱发皮肤光老化。UVB 作用于表皮角质形成细胞和黑素细胞，不仅损伤 DNA，而且产生可溶性的因子进一步作用于真皮。日光中 UVA 剂量是 UVB 的 10～1 000 倍，直接影响表皮和真皮，透入皮肤较深。

7. 光致癌　实验动物研究表明紫外线辐射可以引起皮肤癌，与辐射引起诱导增生、刺激生成可以促进肿瘤形成的酶、诱导炎症反应及免疫抑制有关。肿瘤的类型与辐射剂量、皮肤类型和皮肤厚度等有关。UVB 辐射的致癌作用是 UVA 的 1 000 倍。多次小剂量紫外线辐射比减少次数的大剂量紫外线辐射导致皮肤癌的可能性更大。

（三）光源种类

紫外线辐射源有数种，包括高压汞灯、低压汞灯、低压汞荧光灯（黑光灯）、日光荧光灯及太阳灯。发光二极管是能将电能转化为光能的半导体，是近几年光疗应用的新型光源，其优点是不良反应少。随着滤波技术的进步，窄谱中波紫外线（NB‐UVB，310～311 nm）、窄谱长波紫外线（UVA1，340～400 nm）、308 准分子光（以 XeCl 为介质，308 nm）也有了广泛的应用。

三、特应性皮炎的紫外线光疗

（一）单纯紫外线光疗

1. 窄谱中波紫外线

（1）生物学效应：相关资料显示，NB‐UVB 照射可以抑制干扰素（IFN）-γ、IL‐8 及 IL‐12 所介导的炎性反应，诱导真皮、表皮中的 T 淋巴细胞凋亡，减少表皮、真皮中 CD3 细胞计数，使 AD 皮损区 T 淋巴细胞释放的前炎性因子获得有效的降低。通过直接增加屏障蛋白 FLG 表达而促进皮肤屏障功能恢复，抑制 TSLP（TSLPR）/OX40L 通路影响辅助性 T 细胞向 Th2 细胞活化，进而降低下游炎性因子 IL‐3 等表达，减轻 AD 炎性反应。NB‐UVB 照射还能抑制嗜酸性粒细胞趋化与活化,抑制表皮朗格汉斯细胞的数量和功能,降低其活性,抑制免疫反应;使反式尿苷酸转变为顺式尿苷酸,降低 NK 细胞的活性,达到治疗 AD 的目的。NB‐UVB 照射还能显著减少 AD 患者表皮微生物菌群数量及金黄色葡萄球菌产生毒素的能力。

(2) 适应证及治疗方案:对于抵抗治疗或重症 AD 患者,在系统应用免疫抑制剂同时,可考虑应用光疗。NB‐UVB 和宽谱 UVB 总体疗效相似,但由于 NB‐UVB 的 MED 较宽谱 UVB 高 4~6 倍,NB‐UVB 治疗后出现显效的时间和总的疗程明显低于宽谱 UVB。NB‐UVB 疗法可用于慢性 AD 的维持治疗,也可作为严重或顽固 AD 的二线治疗。

(3) 不良反应及注意事项:NB‐UVB 主要不良反应包括晒伤样反应(红斑、瘙痒、疼痛、水疱、皮肤干燥)、色素沉着、光老化等,文献显示在既往研究中,未发现 NB‐UVB 治疗会增加患者的皮肤癌风险,且与短期光疗相比,长期光疗亦不会增加皮肤癌的风险。但也应避免联合环孢素使用。

治疗环境应整洁、通风,温度控制在 22~26℃。治疗中患者需佩戴 UV 防护眼镜,接受全身照射者须穿短裤以保护生殖器部位,非照射部位也需注意遮挡防护。眼睛皮损可直接治疗,闭眼即可。多涂润肤剂以缓解照射引起的干燥、瘙痒。治疗期间避免使用能增加光敏感的药物,如碘制剂、磺胺制剂、四环素等。

NB‐UVB 治疗成人及儿童 AD 患者具有疗效好、安全、光毒反应轻且不增加光照后皮肤癌发生率等优点,对孕妇、儿童也相对较安全,是中重度 AD 的一线光疗法。

2. 长波紫外线 1(UVA1)

(1) 生物学效应:UVA1 具有较深的穿透性,红斑反应轻微,无光毒反应。研究表明,UVA1 可改变真表皮中细胞群功能,对皮肤的免疫反应起调节作用,UVA1 照射不仅可减少产生 IgE 的朗格汉斯细胞数量,还可减少 CD1a 朗格汉斯细胞和肥大细胞数量。

(2) 适应证及治疗方案:UVA1 光疗可作为急性重症 AD 患者的一种新的治疗手段。目前共同推荐采用中剂量 UVA1($65\ J/cm^2$)照射治疗急性重症 AD,15 次为 1 个疗程。

(3) 不良反应及注意事项:UVA1 导致的不良反应分为急性和慢性。最常见的急性不良反应为皮肤色素过度沉着、红斑、干燥、瘙痒;少见的急性不良反应为激活单纯疱疹病毒,诱发胆碱能性荨麻疹等。慢性不良反应为可能的光致癌和光老化作用。避免 12 岁以下儿童 AD 患者使用 UVA1 治疗。

3. 308 nm 准分子光

(1) 生物学效应：308 nm 准分子光在 UVB 中穿透力较强，最深可达真皮浅层 1.5 mm，也是诱导慢性湿疹皮损中病理性 T 淋巴细胞凋亡作用最强的波段。308 准分子光可以对皮损进行靶向精准照射，传递到皮肤照射区域的能量是 NB-UVB 的 5～10 倍，效果更强，不良反应更小。

(2) 适应证及治疗方案：可用于顽固或重症 AD 患者的辅助治疗。推荐以 80% MED 作为 308 准分子光初始照射剂量，后面根据照射后皮肤反应情况调整照射剂量，方法同 NB-UVB，每周治疗 2～3 次，8 次为 1 个疗程，治疗 3 个疗程后评估临床疗效。

(3) 不良反应及注意事项：308 准分子光的靶向照射，避免了对周围皮肤造成损伤，降低了皮肤光老化和致癌的风险，其治疗疗程、治疗时间和累积剂量均较 NB-UVB 低，更为安全。

光毒性反应是 308 准分子光常见的不良反应，可能会导致受辐照区域疼痛、局部可逆性水肿性红斑、水疱和色素沉着。治疗过程中患者须戴 UV 防护眼镜。皮损位于眼睛周围者治疗时嘱患者闭好眼睛。正常皮肤如在照射区域内需使用黑布遮挡。

(二) 联合紫外线光疗

1. PUVA

(1) 生物学效应：PUVA 是口服或外用补骨脂(8-MOP)后结合 UVA 照射的一种全身光化学疗法。该方法已在皮肤科应用数十年，临床上已证实可用于治疗包括 AD 在内的多种皮肤病。

(2) 适应证及治疗方案：PUVA 可用于治疗轻症至重症，甚至红皮病型 AD，尤其是其他治疗效果不佳的慢性中重度 AD。PUVA 同样可以用于儿童 AD 的治疗，以减少或取代局部外用糖皮质激素的使用。

对于有着色性干皮病、基底细胞癌综合征、黑素瘤个人史及光敏感者避免使用 PUVA 治疗，患光增强性疾病，如红斑狼疮、皮肌炎者，10 岁以下儿童、妊娠、哺乳期妇女也应禁用 PUVA 治疗。由于 PUVA 的长期副作用，有黑色素瘤家族史，目前使用甲氨蝶呤、环孢素系统治疗的 AD 患者，肝、肾功能不全，10～18 岁的患者慎用 PUVA 治疗。

(3) 不良反应及注意事项：PUVA 主要不良反应有瘙痒、皮肤光毒反应、恶心、胃肠不适、色素沉着等,在治疗过程中个别患者偶可出现头痛、头晕、腹泻、定向力障碍和幽闭恐怖症有关的症状。护理人员应做好患者的心理疏导,让其了解光化学治疗的相关操作流程和紫外线的治疗原理,以消除其治疗中的恐惧心理,使治疗得以顺利完成。远期不良反应包括光老化、PUVA 雀斑和光致癌。

2. 体外光化学疗法 体外光化学疗法是一种以白细胞分离技术为基础的免疫调节过程,亦称体外光分离置换法。具体操作步骤包括:先收集患者的外周血,从中分离出单个核细胞,向其中添加光敏剂 8 - MOP,然后经 UVA 照射,最后将这些光敏化的单个核细胞再回输到患者体内。通过其特有的免疫调节机制,减少排斥反应,诱导免疫耐受。

虽然初步的临床研究表明体外光化学疗法对急性重症 AD 有效,但大样本的临床研究还有待进行。而且,该治疗方法较昂贵且费时,故仅作为系统治疗的补充手段,不作为 AD 的单一疗法。

第二节　湿 包 疗 法

湿包疗法(wet-wrap therapy,WWT)治疗儿童 AD 起源于 20 世纪 70 年代的英国,随后在欧洲及美洲广泛使用。目前国内外 AD 指南一致认为 WWT 治疗儿童和成人 AD 安全有效,并推荐用于治疗急性加重期或顽固中重度 AD。

一、定义

WWT 指在外用药物及润肤剂后,再使用敷料进行封包的一种治疗方法。敷料通常为两层,内层湿润,外层干燥。通常使用的敷料有绷带、纱布等,目前还有更为规范便捷的管状弹力绷带。

二、作用机制

首先,WWT 形成的机械屏障可以很大程度上减少搔抓,让皮损免受进一步机械损伤,阻断瘙痒-搔抓的不良循环;其次,WWT 可降低皮肤温度,通过收缩血管,减少炎症细胞渗出和炎症介质的释放而缓解瘙痒,WWT 还能减少水分蒸发,减少经表皮水分丢失,从而增加皮肤角质层水含量;再者,WWT 可以促进外用糖皮质激素等药物的吸收,而较单纯外用药物起到更好的治疗效果。

三、适应证

WWT 适用于 AD 各个阶段,尤其是儿童 AD 的急性期和成人 AD 的慢性肥厚期皮损。

四、禁忌证

(一)绝对禁忌证

对于 WWT 所用到的药物和敷料中任何成分过敏者。

(二)相对禁忌证

1. 合并皮肤感染者 建议可在足够抗感染前提下谨慎使用 WWT。对于感染性皮损,使用消毒液如稀释的醋酸溶液浸湿(1∶64 或 1∶32 稀释)敷料。对于无明确感染的患者,可在联合抗生素药膏的前提下进行 WWT。若治疗过程中出现继发感染等不良反应,应暂时终止治疗并予相应处理。

2. 青春期儿童 使用 TCS 进行 WWT 治疗有引起萎缩纹的风险,故建议尽量避免应用于青春期儿童。如需要应用,建议疗程在 7 d 以内。

3. 年老体弱者、恶病质患者、严重系统性疾病患者 酌情考虑使用 WWT。

五、治疗方法

(一)治疗前准备

(1)润肤剂和(或)外用药:① TCS:根据皮损严重程度、部位,结合年龄、季节选择合适强度的激素药物。建议重度肥厚、角化、苔藓化皮损选用超强效或强效激素;轻度红斑、充血、细小丘疹皮损则选用弱效激素;其他中度皮损可以使用中效激素;儿童患者、面部及皮肤皱褶部位皮损选用弱效或中效激素。② 润肤剂:润肤剂的剂型通常选择霜剂或油膏剂型,如凡士林软膏或相应剂型的功效性护肤品。常采用 TCS 与润肤剂按比例稀释混合治疗,常用的浓度为 10%,即激素与润肤剂比例为 1∶9,面部皮损建议稀释为 5% 的浓度,即激素与润肤剂比例为 1∶19。③ 抗生素:急性期 AD 皮损可添加抗生素治疗。

(2)温度适宜的洗澡水。

(3)用来浸湿敷料的水盆。

(4)尺寸适宜、可覆盖皮损区域的敷料、绷带或布料。各种类型的棉质管状绷带均可使用,在国际上应用最为广泛的是 Tubifast® 弹力管状棉质绷带,具有良好的弹性和锁水性,且不宜滑脱或皱成一团。但 Tubifast® 弹力绷带费用较高,反复使用消毒不当也会增加皮肤感染的风险。因此若条件有限,或家庭治疗时,也可采用纱布绷带以及质地舒适、较薄的棉质内衣裤或睡衣进行 WWT。

(5) 防寒的毛毯或被子。

(6) 若需要可准备非无菌手套。

(二) 场所

WWT 在医院的病房、门诊或家庭均可进行,推荐住院治疗,因在医院治疗强度更大,患者对护理及治疗的依从性好,效果更佳。

(三) 具体操作步骤

(1) 操作前保证环境温暖、私密,准备好用物,如果全身湿包面积大,建议在保持合适环境温度的情况下,需要 2 人合作以加快操作速度,减少患者的寒冷感。

(2) 向患者及家属解释过程。

(3) 患者沐浴后,使用干毛巾将皮肤蘸干后尽快涂抹适当的外用药(仅患处)及润肤剂(全身)。

(4) 把敷料浸泡在 42～45℃ 热水中,拧干至敷料潮湿但不滴水,敷料可以选择管状弹力绷带或紧身睡衣等;皮损范围局限于四肢或面部的也可以采用弹力管状绷带进行局部 WWT。

(5) 将湿润的敷料穿戴在患处皮肤上(内层),随后立即在外层包裹干燥的敷料。

(6) 每 2～3 h 取下外层敷料,将内层敷料重新于热水中浸湿,也可使用毛巾或喷壶将热水敷(撒)到内层上。

(7) 湿包结束后移除全部敷料,随即重新全身涂抹润肤剂。

(四) 治疗时间

WWT 治疗持续时间建议每日 3～24 h,更长时间的连续包裹虽可能获得更好疗效,但为保证正常睡眠,尽量避免夜间进行 WWT。若使用稀释的 TCS 包裹治疗,国外指南建议每日仅进行 1 次。亦有学者提出 WWT 的改良方法,外用药后采用双层湿毯包裹,即每日 2 次,每次 20 min。该方法的优势是可以减少包裹时间,增加舒适度,患者可在包毯中自由活动,并且可以方便规律使用润肤剂。

六、疗程

WWT 治疗第 1 周改善最显著,此后效果下降。目前国内指南推荐治疗时间为 3~7 d,若有必要,最长延长至 14 d。WWT 长期维持治疗的结果不如短期治疗,故不推荐。

七、不良反应及注意事项

（一）局部不良反应

WWT 引起局部不良反应很少且轻微,常见的包括包裹时造成的潮湿、寒冷不适,还包括继发感染如毛囊炎、脓疱疮、疖肿、单纯疱疹、传染性软疣等。严重并发症包括发生在褶皱部位的罕见假单胞菌感染。

预防处理方法：为提高治疗中的舒适感,可适当缩短包裹时间,控制水温,包裹期间多次温水湿润敷料和覆盖棉被,也可将敷料或睡衣使用前预热 5~10 min 再使用；为减少毛囊炎的发生,外用药物时添加抗生素药膏,并采取顺毛发生长的方向涂抹。

（二）系统不良反应

WWT 系统不良反应主要发生在接受长疗程、强效能 TCS‐WWT 治疗的患者中,以及在皮肤薄嫩或屏障受损区域使用 TCS 药物 WWT 时,原因可能是 TCS 全身吸收而引发系统不良反应的风险增加。主要包括对下丘脑-垂体-肾上腺轴的抑制,以及对儿童骨骼生长的影响。

预防处理方法：根据不同年龄及发病部位选择适当强度的 TCS,以及恰当的湿包时间和治疗频率等；同时,使用期间注意监测身高和体重,如有必要可进行血清皮质醇监测。

第三节　臭　氧　疗　法

一、定义及概述

臭氧又称富氧、三氧或超氧,分子式为 O_3,是存在于地球大气中的一种微量气体。臭氧无色、有味,稳定性差,可自行分解为氧气,易溶于水。臭氧属于强氧化剂,其氧化消毒、杀菌等能力较强,且有良好的抗炎作用。臭氧水疗是近几年出现的一种物理治疗方法,可应用于皮炎、湿疹、脓疱疮、痤疮、银屑病等多种炎症性及感染性疾病的治疗,也用于天疱疮等自身免疫性疾病的辅助治疗。

二、作用机制

臭氧具有消毒、杀菌、抗炎的作用。其抗炎机制主要包括:刺激拮抗炎症反应的细胞因子和免疫抑制因子释放;刺激抗氧化酶的过度表达以中和炎症反应中过量的活性氧;刺激细胞内皮释放一氧化氮及血小板源性生长因子等引起血管扩张,从而达到促进炎症吸收的作用。臭氧还能激发 T 细胞及其他免疫细胞发挥作用,起到免疫调节作用。

三、适应证及治疗方案

(一)臭氧水疗

臭氧水疗是将医用臭氧与水溶液相混合,生成适当浓度的臭氧水治疗液,对患处皮损进行外用治疗的绿色物理疗法。臭氧水疗能够改善组织液渗出,减少炎症反应,快速控制感染,促进伤口愈合,减轻疼痛和瘙痒等症状。在发挥疗效的同时,既可以清洁皮肤、增加皮肤水合度,又可促进润肤剂及其他外用药物的吸收。

臭氧水疗是一种纯物理治疗方法,通过全身或局部的湿敷、浸泡、淋浴或冷喷等方式达到快速抗炎、止痒的疗效,无毒副作用及刺激,尤其适于皮损泛发的婴幼儿。推荐使用臭氧浓度为 5 mg/L,水温 35℃,持续泡浴 15 min/次,3次/w。2 周为 1 个疗程,治疗完成后立刻涂抹润肤乳保湿。

(二)臭氧油敷料

由于医用臭氧性质不稳定,容易挥发,将臭氧溶于不饱和脂肪酸(如天然山茶籽油)中形成的臭氧油性质相对稳定,可以更好地持续发挥作用。

四、不良反应及注意事项

除偶有个例报导患者出现皮肤发红、瘙痒等症状,臭氧治疗几乎无不良反应,安全性较高。

参考文献

［1］吴志华,叶萍,吴昌辉,等.皮肤科治疗学［M］.北京：科学出版社,2006：982－985.

［2］Bos JD，Wierenga EA，Smitt JHS，et al. Immune dysregulation in atopic eczema ［J］. Arch Dermatol Res，1992，128：1509.

［3］Banfield CC，Callard RE，Harper J. The role of cutaneous dendritic cells in the immunopathogenesis of atopic dermatitis［J］. Br J Dermatol，2001，144：940.

［4］Plettenberg H，Stege H，Megahed M，et al. Ultraviolet A1（340－400 nm）phototherapy for cutaneous T-cell lymphoma［J］. J Am Acad Dermatol，1999，41：47.

［5］Beattie PE，Finlan LE，Kernohan NM，et al. The effect of ultraviolet(UV)A1，UVB and solar-simulated radiation on p53 activation and p21［J］. Br J Dermatol，2005，152：1001.

［6］Piskin G，Tursen U，Sylva-Steenland RM，et al. Clinical improvement in chronic plaque-type psoriasis lesions after narrow-band UVB therapy is accompanied by a decrease in the expression of IFN-gamma inducers—IL－12，IL－18 and IL－23［J］. Exp Dermatol，2004，13：764.

［7］Piskin G，Sylva-Steenland RM，Bos JD，et al. T cells in psoriatic lesional skin that survive conventional therapy with NB-UVB radiation display reduced IFN-gamma expression［J］. Arch Dermatol Res，2004，295：509.

［8］Morson WL. Phototherapy and Photochemotherapy of skin disease［M］. 2nd ed. New York：Raven Press，1985：148－152.

［9］Pasic A，Ceovic R，Lipozencic J，et al. Phototherapy in pediatric patients［J］. Pediatr Dermatol，2003，20：7131.

［10］Atherton DJ，Carabott F，Glover MT，et al. The role of psoralen photochemotherapy(PUVA)in the treatment of severe atopic eczema in adolescents ［J］. Br J Dermatol，1988，118：791.

［11］Stern RS. Malignant melanoma in patients treated for psoriasis with methoxsalen (psoralen)and ultraviolet A radiation (PUVA)［J］. N Engl J Med，1997，336：1041.

［12］Prinz B，Nachbar F，Plewig G. Treatment of severe atopic dermatitis with extracorporeal photopheresis［J］. Arch Dermatol Res，1994，287：48.

［13］Valkova S，Velkova A. UVA/UVB phototherapy for atopic dermatitis revisited［J］. J Dermatolog Treat，2004，15：239.

［14］Ramb-Lindhauer CH，Feldmann A，Rotte M，et al. Characterization of grass pollen reactive T-cell lines derived from lesinal atopic skin [J]. Arch Dermatol Res, 1991, 283: 71.

[15] Reitamo S, Visa K, Kahonen K, et al. Eczematous reactions in atopic patients caused by epicutaneous testing with inhalant allergens [J]. Br J Dermatol, 1986, 114: 303.

[16] Arakawa S, Hatano Y, Katagiri K, et al. Effects of ultraviolet B irradiation on the production of regulated upon activation normal T-cell expressed and secreted protein in cultured human epidermal keratinocytes [J]. Arch Dermatol Res, 2006, 297: 377.

[17] Weischer M, Blum A, Eberhard F, et al. No evidence for increased skin cancer risk in psoriasis patients treated with broadband or narrowband UVB phototherapy: a first retrospective study [J]. Acta Derm Venereol, 2004, 84: 370.

[18] Gebhardt C, Averbeck M, Viertel A, et al. Ultraviolet-B irradiation enhances melanoma cell motility via induction of autocrine interleukin 8 secretion [J]. Exp Dermatol, 2007, 16: 636.

[19] Baltas E, Csoma Z, Bodai L, et al. Treatment of atopic dermatitis with the xenon chloride excimer laser [J]. J Eur Acad Dermatol, Venereol, 2006, 20: 657.

[20] Werner Y, Lindberg M. Transepidermal water loss in dry and clinically normal skin in patients with atopic dermatitis [J]. Acta Derm Venereol, 1985, 65(2): 102 - 105.

[21] Janmohamed SR, Oranje AP, Devillers AC, et al. The proactive wet-wrap method with diluted corticosteroids versus emollients in children with atopic dermatitis: a prospective, randomized, double-blind, placebo-controlled trial [J]. J Am Acad Dermatol, 2014, 70(6): 1076 - 1082.

[22] Devillers AC, Oranje AP. Wet-wrap treatment in children with atopic dermatitis: a practical guideline [J]. Pediatr Dermatol, 2012, 29(1): 24 - 27.

[23] Sala-Cunill A, Lazaro M, Herráez L, et al. Basic skin care and topical therapies for atopic dermatitis: essential approaches and beyond [J]. J Investig Allergol Clin Immunol, 2018, 28(6): 379 - 391.

[24] Goodyear HM, Spowart K, Harper JI. "Wet-wrap" dressings for the treatment of atopic eczema in children [J]. Br J Dermatol, 1991, 125(6): 604.

[25] Beattie PE, Lewis-Jones MS. A pilot study on the use of wet wraps in infants with moderate atopic eczema [J]. Clin Exp Dermatol, 2004, 29(4): 348 - 353.

[26] Goodyear HM, Harper JI. "Wet wrap" dressings for eczema: an effective treatment but not to be misused [J]. Br J Dermatol, 2002, 146(1): 159.

［27］González-López G，Ceballos-Rodríguez RM，González-López JJ，et al. Efficacy and safety of wet wrap therapy for patients with atopic dermatitis：a systematic review and meta-analysis［J］. Br J Dermatol，2017，177(3)：688 - 695.

［28］Kohn LL，Kang Y，Antaya RJ. A randomized，controlled trial comparing topical steroid application to wet versus dry skin in children with atopic dermatitis (AD)［J］. J Am Acad Dermatol，2016，75(2)：306 - 311.

［29］中国中西医结合学会皮肤性病专业委员会环境与职业性皮肤病学组，中华医学会皮肤性病学分会儿童学组.特应性皮炎湿包疗法临床应用专家共识［J］.中华皮肤科杂志,2022,55(4)：289 - 294.

第八章
特应性皮炎的中医治疗

第一节　特应性皮炎的辨证论治

随着中医对 AD 认识的加深,历代医家总结了很多证型,结合 AD 中医诊疗方案专家共识,现将 AD 分为如下几型。

1. 心脾积热证

[**主证**] 面部红斑、丘疹、脱屑或头皮黄色痂皮,伴糜烂渗液,有时蔓延到躯干和四肢,哭闹不安。可伴有大便干结,小便短赤。指纹呈紫色达气关或脉数。本型常见于婴儿皮疹急性期。

[**治法**] 清心导赤。

[**方药**] 三心导赤饮加减:连翘 3 g,栀子 3 g,莲子心 3 g,玄参 3 g,生地黄 5 g,车前子 5 g,蝉蜕 3 g,灯心草 3 g,甘草 3 g,茯苓 5 g。

[**加减**] 面部红斑明显,加黄芩、白茅根、水牛角(先煎);瘙痒明显,加白鲜皮;大便干结,加火麻仁、莱菔子;哭闹不安,加钩藤、牡蛎。药物用量可参照年龄和体质量酌情增减。

2. 心火脾虚证

[**主证**] 面部、颈部、肘窝、腘窝或躯干等部位反复发作的红斑、水肿,或丘疱疹、水疱,或有渗液,瘙痒明显。伴有烦躁不安,眠差,纳呆。舌尖红,脉偏数。本型常见于儿童皮疹急性期。

[**治法**] 清心培土。

[**方药**] 清心培土方加减:淡竹叶 10 g,连翘 10 g,灯心草 10 g,生地黄

10 g,白术 10 g,山药 15 g,薏苡仁 15 g,钩藤 10 g,牡蛎 15 g(先煎),防风 10 g,甘草 5 g。

[**加减**] 皮损鲜红,加水牛角(先煎)、栀子、牡丹皮;瘙痒明显,加苦参、白鲜皮、地肤子;眠差,加龙齿(先煎)、珍珠母(先煎)、合欢皮。

3. 湿热内蕴证

[**主证**] 面部及躯干、四肢泛发淡红色斑片,瘙痒剧烈,抓之可伴有糜烂渗出。伴神倦,面垢油光,口苦,大便燥结或黏滞不爽,难闻,小便黄、颜色深。舌红苔黄腻,脉弦滑。常见于青少年及成人皮疹急性期。

[**治法**] 清热利湿,祛风止痒。

[**方药**] 龙胆泻肝汤合萆薢渗湿汤加减:龙胆草 6 g,黄芩 10 g,萆薢 10 g,生薏苡仁 15 g,茵陈 10 g,白鲜皮 10 g,甘草 6 g,泽泻 10 g,通草 10 g。

[**加减**] 水疱多,破后流水多者,加土茯苓、鱼腥草;热盛者,加黄连、黄柏、栀子;瘙痒重者,加地肤子、荆芥。

4. 脾虚蕴湿证

[**主证**] 四肢或其他部位散在的丘疹、丘疱疹、水疱,抓后糜烂渗出,可见鳞屑。伴有倦怠乏力,不思饮食,面色淡白无华,大便溏稀。舌质淡,苔白腻,脉缓或指纹色淡。本型常见于婴儿和儿童皮疹亚急性期。

[**治法**] 健脾利湿止痒。

[**方药**] 小儿化湿汤加减:苍术 10 g,茯苓 10 g,炒麦芽 10 g,陈皮 3 g,泽泻 10 g,滑石 10 g,甘草 3 g,炒白术 10 g,炒薏苡仁 10 g。

[**加减**] 皮损渗出,加萆薢、茵陈、马齿苋;纳差,加鸡内金、谷芽、山药。

5. 血热血燥证

[**主证**] 面部、躯干皮损颜色偏红,以丘疹、红斑为主要表现,皮肤干燥可有细小鳞屑,有苔藓样改变,入夜痒甚。伴有口燥咽干,手脚心发热,急躁易怒,心烦失眠,小便发黄,大便干结。舌红苔黄,脉滑数。多见于青年、成年及老年人皮疹亚急性期。

[**治法**] 清热凉血,养阴润燥。

[**方药**] 凉血润燥汤加减:生地黄 15 g,牡丹皮 10 g,赤芍 10 g,玄参 10 g,槐花 10 g,白鲜皮 10 g,连翘 10 g,金银花 10 g。

[**加减**] 热盛者,加水牛角、栀子、黄芩;瘙痒明显者,加地肤子、蝉衣、乌梢蛇;大便干者,加黄连、大黄、虎杖。

6.血虚风燥证

[**主证**] 皮肤干燥,肘窝、腘窝常见苔藓样变,躯干、四肢可见结节性痒疹,继发抓痕血痂,瘙痒剧烈。伴有面色苍白,形体偏瘦,眠差,大便干。舌质淡胖,脉弦细。老年人可伴有眩晕耳鸣,腰膝酸软等肝肾阴虚的症状。本型常见于青少年期、成人期和老年人皮疹慢性期。

[**治法**] 养血祛风。

[**方药**] 当归饮子加减:黄芪 10 g,生地黄 10 g,熟地黄 10 g,白芍 10 g,当归 10 g,川芎 5 g,何首乌 10 g,白蒺藜 10 g,荆芥 10 g,防风 10 g。

[**加减**] 皮肤干燥明显,加沙参、麦冬、石斛;情绪急躁,加钩藤、牡蛎(先煎);眠差,加龙齿(先煎)、珍珠末(冲服)、百合。

第二节　治疗特应性皮炎的常用中成药

一、龙胆泻肝丸

[**成分**] 龙胆、柴胡、黄芩、栀子(炒)、泽泻、木通、盐车前子、酒当归、地黄、炙甘草。

[**功能主治**] 清肝胆,利湿热。用于肝胆湿热,头晕目赤,耳鸣耳聋,胁痛口苦,尿赤,湿热带下。

[**规格**] 每 100 粒重 6 g。

[**用法用量**] 口服,3～6 g/次,2 次/d。

[**不良反应**] 尚不明确。

[**禁忌**] 尚不明确。

[**注意事项**] ① 忌烟、酒及辛辣食物。② 不宜在服药期间同时服用滋补性中药。③ 有高血压、心脏病、肝病、糖尿病、肾病等慢性病严重者应在医师指导下服用。④ 服药后大便次数增多且不成形者,应酌情减量。⑤ 孕妇慎用。儿童、哺乳期妇女、年老体弱及脾虚便溏者应在医师指导下服用。

二、二妙丸

［成分］苍术(炒)、黄柏(炒)。

［功能主治］燥湿清热。用于湿热下注,白带,阴囊湿痒。

［规格］每 100 粒重 6 g。

［用法用量］口服,6～9 g/次,2 次/d。

［不良反应］尚不明确。

［禁忌］尚不明确。

［注意事项］① 忌烟酒、辛辣、油腻及腥发食物。② 有高血压、心脏病、肝病、糖尿病、肾病等慢性病严重者应在医师指导下服用。③ 儿童、孕妇、哺乳期妇女、年老体弱者应在医师指导下服用。

三、四妙丸

［成分］苍术、牛膝、黄柏(盐炒)、薏苡仁。

［功能主治］清热利湿。用于湿热下注,足膝红肿,筋骨疼痛。

［规格］每 15 粒重 6 g。

［用法用量］口服,6 g/次(一次 1 袋),2 次/d。

［不良反应］尚不明确。

［禁忌］尚不明确。

［注意事项］尚不明确。

四、消风止痒颗粒

［成分］防风、蝉蜕、苍术(炒)、地黄、地骨皮、当归、荆芥、亚麻子、石膏、甘草、木通。

［功能主治］消风清热,除湿止痒。主治丘疹样荨麻疹,也用于湿疹、皮肤瘙痒症。

［规格］每袋装 15 g。

［用法用量］口服,1 岁以内 1 袋/d,1～4 岁 2 袋/d,5～9 岁 3 袋/d,10～14 岁 4 袋/d,15 岁以上 6 袋/d,分 2～3 次服用;或遵医嘱。

［注意事项］服药期间忌食鲜鱼海腥、葱蒜辛辣等物。若有胃痛或腹泻,可暂停服药。

五、皮肤病血毒丸

[成分] 茜草、桃仁、荆芥穗（炭）、蛇蜕（酒炙）、赤芍、当归、白茅根、地肤子、苍耳子（炒）、地黄、连翘、金银花、苦地丁、土茯苓、黄柏、皂角刺、桔梗、益母草、苦杏仁（去皮炒）、防风、赤茯苓、白芍、蝉蜕、牛蒡子（炒）、牡丹皮、白鲜皮、熟地黄、大黄（酒炒）、忍冬藤、紫草、土贝母、川芎（酒炙）、甘草、白芷、天葵子、紫荆皮、鸡血藤、浮萍、红花。

[功能主治] 清血解毒，消肿止痒。用于经络不和，湿热血燥引起的风疹，湿疹，皮肤刺痒，雀斑粉刺，面赤鼻齄，疮疡肿毒，脚气疥癣，头目眩晕，大便燥结。

[规格] 每 100 粒重 15 g。

[用法用量] 口服，20 粒/次，2 次/d。

[不良反应] 尚不明确。

[禁忌] 孕妇禁服。

[注意事项] ① 感冒期间停服。② 风寒证或肺脾气虚证荨麻疹不宜使用。③ 月经期或哺乳期慎服。④ 忌食鱼、虾、油腻食品，忌酒、辛辣刺激食物。⑤ 体弱、慢性腹泻者慎用。⑥ 过敏体质者慎用。

六、参苓白术丸

[成分] 人参、茯苓、白术（麸炒）、山药、白扁豆（炒）、莲子、薏苡仁（炒）、砂仁、桔梗、甘草。

[功能主治] 健脾益气。用于体倦乏力，食少便溏。

[规格] 每 100 粒重 6 g。

[用法用量] 口服，6 g/次，3 次/d。

[不良反应] 尚不明确。

[禁忌] 尚不明确。

[注意事项] ① 泄泻兼有大便不通畅，肛门有下坠感者忌服。② 服本药时不宜同时服用藜芦、五灵脂、皂荚或其制剂。③ 不宜喝茶和吃萝卜以免影响药效。④ 不宜和感冒类药同时服用。⑤ 高血压、心脏病、肾脏病、糖尿病严重患者及孕妇应在医师指导下服用。⑥ 本品宜饭前服用或进食同时服。

七、启脾丸

［成分］人参、炒白术、茯苓、甘草、陈皮、山药、莲子(炒)、炒山楂、六神曲(炒)、炒麦芽、泽泻,辅料为赋形剂蜂蜜。

［功能主治］健脾和胃。用于脾胃虚弱,消化不良,腹胀便溏。

［规格］每丸重 3 g。

［用法用量］口服,1 丸/次,2～3 次/d;3 岁以内小儿酌减。

［不良反应］尚不明确。

［禁忌］尚不明确。

［注意事项］① 忌生冷油腻及不易消化食物。② 婴幼儿应在医师指导下服用。③ 感冒时不宜服用。④ 长期厌食、体弱消瘦者,及腹胀重、腹泻次数增多者应去医院就诊。

八、二陈丸

［成分］陈皮、半夏(制)、茯苓、甘草,辅料为生姜。

［功能主治］燥湿化痰,理气和胃。用于咳嗽痰多,胸脘胀闷,恶心呕吐。

［规格］每 8 丸相当于原生药 3 g。

［用法用量］口服,12～16 丸/次,3 次/d。

［不良反应］尚不明确。

［禁忌］尚不明确。

［注意事项］① 忌食辛辣、油腻食物。② 二陈丸适用于痰湿咳嗽,其表现为咳嗽反复发作,咳声重浊,痰多,色白或带灰色。③ 支气管扩张、肺脓疡、肺心病、肺结核患者应在医师指导下服用。④ 服用 1 周病证无改善,应停止服用,去医院就诊。⑤ 服药期间,若患者出现高热,体温超过 38℃,或出现喘促气急者,或咳嗽加重,痰量明显增多者应到医院就诊。

九、湿毒清胶囊

［成分］地黄、当归、丹参、蝉蜕、苦参、白鲜皮、甘草、黄芩、土茯苓。

［功能主治］养血润燥,化湿解毒,祛风止痛。用于皮肤瘙痒症属血虚湿蕴皮肤证者。

［规格］每粒装 0.5 g。

[**用法用量**] 口服,3～4 粒/次,3 次/d。

[**不良反应**] 尚不明确。

[**禁忌**] 孕妇禁用。

[**注意事项**] ① 忌烟酒、辛辣、油腻及腥发食物。② 用药期间不宜同时服用温热性药物。③ 儿童、老年、哺乳期患者及患有其他疾病者应在医师指导下服用。④ 因糖尿病、肾病、肝病、肿瘤等疾病引起的皮肤瘙痒,不属本品适应范围。

十、润燥止痒胶囊

[**成分**] 何首乌、制何首乌、生地黄、桑叶、苦参、红活麻。

[**功能主治**] 养血滋阴,祛风止痒,润肠通便。用于血虚风燥所致的皮肤瘙痒,痤疮,便秘。

[**规格**] 每粒装 0.5 g。

[**用法用量**] 口服,4 粒/次,3 次/d,2 周为 1 个疗程。

[**不良反应**] 尚不明确。

[**禁忌**] 尚不明确。

[**注意事项**] ① 忌烟酒、辛辣、油腻及腥发食物。② 用药期间不宜同时服用温热性药物。③ 患处不宜用热水洗烫。④ 孕妇慎用,儿童、年老体弱及患有其他疾病者应在医师指导下服用。⑤ 因糖尿病、肾病、肝病、肿瘤等疾病引起的皮肤瘙痒,不属本品适应范围。⑥ 切忌用手挤压患处,如有多量结节、囊肿、脓疱等应去医院就诊。

十一、金蝉止痒胶囊

[**成分**] 金银花、栀子、黄芩、苦参、黄柏、龙胆、白芷、白鲜皮、蛇床子、蝉蜕、连翘、地肤子、地黄、青蒿、广藿香、甘草。

[**功能主治**] 清热解毒,燥湿止痒。适用于湿热内蕴所引起的丘疹性荨麻疹,夏季皮炎等皮肤瘙痒症状。

[**用法用量**] 口服,6 粒/次,3 次/d,饭后服用。

[**不良反应**] 少数患者出现口干、食欲减退、恶心、呕吐、腹泻、头昏,停药后可消失。

[**禁忌**] 孕妇禁用。

［注意事项］婴幼儿,脾胃虚寒者慎用。

第三节　特应性皮炎的中医外治

目前西医学对 AD 的治疗仍采用局部外用糖皮质激素、非激素类的免疫调节剂、抗组胺药口服治疗等。这些疗法虽暂时缓解了 AD 的临床症状,但长期疗效并不稳定,且不良反应较多。与此同时,中医外治方法治疗安全、有效的优势更加引起了人们的关注。中医外治方法在皮肤病的治疗方面独具特色,可分为药物外治及非药物外治两大类,药物治疗包括中药熏蒸、湿敷、脐疗、外搽等,非药物外治包括针灸、刺络拔罐、放血、推拿等多种方法。

一、中药外治

（一）中药外用制剂及代表药物

治疗 AD 的外用制剂,从古代的汤剂、中草药粉剂,逐步发展为溶液、粉剂、洗剂、酊剂、软膏、油剂、糊剂、膏剂、霜剂等众多剂型,它们各自具有不同的原理和作用,AD 不同的阶段皮损有不同表现,因此需根据各期不同的皮损特点,选用不同的外用药剂型。如在急性期仅有红斑、丘疹时可以选用粉剂或洗剂,可以起到干燥、消炎、止痒、保护等作用;当出现糜烂渗出时,宜选用溶液、油剂,或者是糊膏,它们有清洁、消炎及吸收水分等作用;当皮损表现为慢性期的苔藓、肥厚时,霜剂、软膏、硬膏等则是较为恰当的选择。对于仅有瘙痒症状而没有皮损的患者,则可以选择有止痒作用的霜剂和洗剂等,治疗 AD 常用的剂型有以下几种。

1. 中药软膏　由药物与琼脂剂等基质调制而成,具有易于涂展,使用方便的优点,主要适用于 AD 慢性缓解期,以干燥、脱屑、苔藓样变等干皮症皮损为主。

（1）除湿止痒软膏:以蛇床子汤、苦参汤及黄连解毒汤加减而来,具有清热除湿,祛风止痒的功效。

（2）七味解毒活血膏:以儿茶、鱼腥草、墨旱莲、苏木、五倍子、薄荷脑为主制成膏剂。

（3）青鹏软膏：由棘豆、亚大黄、诃子、毛诃子、余甘子、安息香、宽筋藤、人工麝香组成，具有活血化瘀，消炎止痒的作用。

（4）复方榴莲皮软膏：由榴莲皮、马齿苋等药组成，具有消炎止痒，保湿润肤的作用。

2. 散剂　具有干燥、保护、收敛等作用。

（1）金蝉散：寒水石、地肤子、青黛、煅石膏、黄柏、土槿皮、枯矾、藜芦、密陀僧、轻粉、苦参、松香、百部、马钱子、滑石、五倍子，共研细末。

（2）扫簿散：大枫子肉、蛇床子、樟脑、硫黄、煅石膏，共研细末。

（3）二妙散：黄柏、苍术等份，共研细末。

3. 溶液　是药物的水溶液，具有清洁、收敛作用。

复方黄柏液涂剂：由黄柏、连翘、金银花、蒲公英、蜈蚣组成，具有清热解毒，消肿止痛，祛腐生肌，杀菌止痒之功效。

4. 油剂　用植物油溶解药物或与药物混合，具有清洁、保护、润滑的作用。

甘草油：生甘草、麻油，滋润皮肤，软化痂皮。

（二）中药外治疗法及方药

1. 中药洗渍疗法　洗渍疗法是指以中医的整体观念和辨证论治为指导，运用不同的治疗药物、治疗方法，实现不同的治疗效果，其具体方法是将药物置于皮肤患处，借助药物本身的特性以及一定的温度对机体发挥直接或间接的作用，达到通经走络、透邪外出、直达病所的作用。

中药洗渍在 AD 的治疗中发挥出重要作用。经证实，很多中草药中都含有抗过敏成分，能在保护和稳定靶细胞膜、抑制 IgE 产生、中和变应原、对抗过敏介质等多环节起作用。洗渍疗法有多种类型，根据施治形式和治疗部位的不同，通常将药液不断浇淋于患部治疗为洗，将患部浸入药液内治疗称为渍。常用的洗渍疗法分为药浴法、熏洗法、湿敷法、淋洗法等。

（1）中药熏蒸：适用于皮损肥厚、苔藓样变，面积较为局限者。操作：治疗前将煎煮好的药液倒入中药熏蒸仪中，加清水 1 000～1 200 mL，预热，达治疗温度后设置治疗时间（15～30 min），将熏蒸治疗头对准皮损，调整距离，以不烫为宜，治疗结束后擦干皮肤，涂抹保湿剂后休息片刻再到室外，治疗可每日 1 次或隔日 1 次。常用药物：土茯苓、当归、桃仁、金银花、艾叶、野菊花、鸡血藤、生地黄、蛇床子、地肤子、徐长卿、荆芥、防风等。方剂举例：土茯苓、当归、鸡血藤、荆芥、透骨草、地肤子、艾叶各 20 g。用于慢性皮损。

(2) 中药药浴：皮损局限及泛发均可采用,亚急性及慢性皮损均可应用。通过药物的药力和热力的综合作用,使皮肤的局部温度升高,毛孔扩张,增加药物的经皮吸收,明显改善局部的血液循环,有效地消除症状。操作：将药物加水煎煮,文火连续煎煮 2 次,滤出 5 L 中药药液,将药液倒入浴桶或浴缸内,加 50 L 左右温水,水温调至 38～40℃；使患者躯体及四肢浸泡于药液中,每次 20 min 左右,1 次/d,室温控制在 22℃以上。方剂举例：黄柏 30 g,当归 15 g,丹参 30 g,茯苓 30 g,白术 30 g,马齿苋 30 g,鸡血藤 30 g,白鲜皮 15 g。可用于亚急性发作或伴有少量渗出皮损。

(3) 湿敷法：是用敷料浸透已煎煮好的药汁并贴敷于患处。此方法能清洁创面、祛除毒邪、除湿止痒、软痂脱腐、减少渗出、促进愈合。此法常应用于 AD 急性渗出期。操作：用 6～8 层纱布,浸入药方制成的新鲜的药液中,温度在 10～20℃为宜,待吸透药液后取出,至不滴水为度,随即敷于患处,7～8 min/次,3～4 次/d。常用中药：黄柏、苦参、地肤子、马齿苋、野菊花、金银花、地榆、蛇床子、地肤子、荆芥、白鲜皮等。方剂举例：① 清热止痒洗剂：苍术、黄芩、桑白皮、蒲公英、黄柏、地榆、防风各 20 g。用于急性、亚急性皮损。② 金鱼外洗方：金银花 30 g,鱼腥草 30 g,五味子 15 g,紫苏叶 15 g,黄柏 30 g。用于急性皮损。③ 除湿熏洗方：马齿苋、大黄、苦参、藿香、银花各 20 g。用于急性发作渗出较多,皮损。

(4) 淋洗法：是用药物煎剂或冲剂不断喷洒患处的一种外治法。可分为冷淋法和热淋法。中药淋洗可起到疏通经络,活血化瘀,清热解毒,燥湿止痒等功效。用法：将所选药物煎汤去渣,取中药药液约 3 000 mL,药液放凉后把药水装入带细眼的小喷壶内,不断地淋洗患处,每次外洗 10～20 min,2～3 次/d。方剂举例：① 润肤止痒洗剂：黄柏 10 g,苦参 10 g,蛇床子 30 g,白鲜皮 30 g,杏仁 15 g,桃仁 15 g,当归 15 g,丹皮 15 g,紫草 15 g。用于亚急性、慢性皮损。② 苦参汤：苦参 60 g。用于急性、亚急性或瘙痒剧烈的慢性皮损。治疗时注意室温维持在 22℃以上,防止着凉。

2. 脐疗法　以中医经络学说为理论依据,在辨证论治理论的指导下,利用药物对脐的刺激,以调整脏腑功能而治病。从现代医学理论看,脐部表皮角质层最薄,屏障作用最差,而且脐下无脂肪组织,皮肤筋膜和腹壁直接相连,故渗透性强,药物分子易透过脐间进入细胞间质,迅速弥散于血中,极少通过肝脏而使其免遭破坏。最新的药代动力学试验证明,脐部比其他透皮给药部位更易于药物吸收,生物利用度高,可作为透皮给药以及缓释长效的理想给药部位。本方法可采取分型论治。

(1)心脾积热证

1)敷脐疗法:① 导赤散(竹叶、甘草、木通、生地黄等量研末,蜂蜜调匀成糊状),取出约 4 g,敷于脐部,外敷纱布,固定。每次 4~6 h,每日更换,7 d 为 1 个疗程。② 多塞平乳膏敷脐,以纱布固定。每次 4~6 h,1 次/d,7 d 为 1 个疗程。

2)脐部按摩:患者平卧,充分暴露腹部,取神阙穴,术者肘部悬空,拇指指腹紧贴患者脐部,有节律地连续屈伸拇指指间关节,同时做小幅度的顺时针旋转,对深部组织产生较强的震动按揉,按摩 1 min,休息 1 min,反复 3 次。

(2)脾虚湿蕴证

1)敷脐疗法:多塞平乳膏敷脐,以纱布固定。每次 4~6 h,1 次/d,7 d 为 1 个疗程。

2)神阙穴拔火罐法:患者仰卧,将酒精棉球点燃迅速投入罐内,随即取出,乘势将罐扣在脐部(神阙穴),待 3~5 min 后火罐取下。连续拔罐 3 遍为 1 次,1 次/d,3 次为 1 个疗程。

3)脐部按摩:法同上证。

4)艾灸神阙法或隔姜灸:① 悬起灸脐:点燃艾条,手持之在脐部上方悬起灸之,距离以脐部觉温热但又能耐受为度。每次 5~10 min,1 次/d,7 d 为 1 个疗程。② 直接灸脐:将大小适中的艾炷,直接放在脐上(或放于麻纸上)施灸,当艾炷燃剩 2/5 而患者感到微微灼痛时,可易炷再灸。一般以脐部皮肤红晕而不起疱为度。③ 隔姜灸:先用凡士林涂脐中,再用麻纸盖于穴上,纸中央厚姜片,姜片扎孔数个,艾炷置于姜片上,燃之。每次可燃 3~4 壮,1 次/d,7 d 为 1 个疗程。

(3)湿热蕴结证

1)敷脐疗法:黄柏、苦参、防风、当归等份研粉,置于干净陶瓷容器内用蜂蜜调匀成糊状,每次 5 g,放于肚脐处用外科包扎伤口小块方形敷贴包贴固定,每日更换 1 次,2 周为 1 个疗程。

2)神阙穴拔火罐法:患者仰卧,将酒精棉球点燃迅速投入罐内,随即取出,乘势将罐扣在脐部(神阙穴),待 3~5 min 后将火罐取下。连续拔罐 3 遍为 1 次,1 次/d,3 次为 1 个疗程。

3）脐部按摩：法同前。

4）隔药灸：防风、蝉蜕、白鲜皮、地肤子、蛇床子、黄柏、苍术各等量研末装瓶备用。使用时用上等陈醋把上述药末调成糊状，制成药饼，厚度 0.12～0.3 cm，大小据范围而定。操作方法：将药饼贴于患处，然后点燃艾条，隔药饼熏灸，以患者感觉患部有热感、能耐受为度，药饼干后用醋润湿再用。每次治疗 30 min，隔日治疗 1 次，7 次为 1 个疗程，疗程间休息 4 d，再进行下一个疗程。

（4）血虚风燥证

1）敷脐疗法：① 当归、川芎、赤芍、生地黄、荆芥、防风、白鲜皮、蝉蜕、独活、柴胡、薄荷、甘草等量研粉。用法：取药粉适量，以蜜调成糊状，贴敷于脐部，1 次/d，7 次为 1 个疗程。② 多塞平乳膏敷脐，以纱布固定。每次 4～6 h，1 次/d，7 d 为 1 个疗程。

2）脐部按摩：法同前。

3）艾灸神阙法：① 悬起灸脐：点燃艾条，手持之在脐部上方悬起灸之，距以脐部觉温热但又能耐受为度。每次 5～10 min，1 次/d，7 d 为 1 个疗程。② 直接灸脐：将大小适中的艾炷，直接放在脐上（或放于麻纸上）施灸，当艾炷燃剩 2/5 而患者感到微微灼痛时，可易炷再灸。一般以脐部皮肤红晕而不起疱为度。

注意事项：① 饭后或空腹不宜脐疗。艾灸不可离脐部太近，否则易烫伤。② 治疗患儿时，不宜使用剧性药物，贴药时间也不宜过久。幼儿不宜应用火罐、灸法，以免烫伤。③ 神阙穴拔罐应留意，火焰避免碰到罐口，以免烫伤。罐内的负压不宜过大，拔罐时间不宜过长，最好选择负压罐，负压罐易调整负压，而且不易烫伤皮肤。④ 使用多塞平治疗，患者年龄应≥7 岁。⑤ 敷脐药调和时，稠稀适宜，以不淌为度。

二、中医非药物外治疗法

（一）针灸治疗

针灸疗法作为中医治疗中的瑰宝，在 AD 的治疗中同样发挥了巨大的作用。

1. 针刺 针刺治疗是通过选用合适规格的针，配合不同的针刺手法刺激相应的腧穴和经络，以达到疏通经络，祛风止痒，调和阴阳的目的。

(1) 取穴：风池、合谷、膈俞、百会、曲池、血海、曲泉、委中、三阴交、阴陵泉等穴。适用于湿热较重的 AD。

操作：用毫针快速进针 1 寸，留针 20 min，其间运用泻法捻针。

(2) 取穴：双侧曲池、尺泽、血海、足三里、阴陵泉为主穴。适用于脾虚湿蕴型 AD。

操作：用毫针快速进针，快速旋转刺入 0.5～1 寸，得气后，施平补平泻手法后留针 30 min；每周治疗 3 次，隔日 1 次，为 1 个疗程。

2. 灸法　将点燃的药媒放置在人体经络、穴位所在位置的表层皮肤上，通过热和能量输入，引起人体应激反应来进行机体的自我调节，疏通脏腑，平衡阴阳，从而达到治疗疾病的作用。

(1) 方法：将防风、蝉蜕、白鲜皮、地肤子、蛇床子、黄柏、苍术各等量研末，使用时用陈醋把上述药末调成糊状，制成药饼，厚度 0.2～0.3 cm，大小根据病变范围而定。操作时将药饼贴于患处，然后点燃艾条隔药饼熏灸，以患者感觉患部有热感、能耐受为度，药饼干后用陈醋润湿再用。每次治疗 3 min，1 次/d，7 次为 1 个疗程。

(2) 注意：① 操作过程中注意温度，避免烫伤。② 辨证为实热者及阴虚者不宜用此法。③ 孕妇腹部及腰骶部穴位不用此法。

(二) 穴位注射

穴位注射又称"水针"，是选用针剂注入有关穴位以治疗 AD 的一种方法。具有调节机体免疫、活血等作用。本疗法具有针刺和药物的双重效应，疗效可靠。

(1) 取穴：足三里、曲池、血海。

(2) 方法：患者取正坐位，每次选取一个穴位，常规消毒，选用"转移因子"适量，用注射用生理盐水 1 mL 溶解，用 5 号针头快速刺入穴位抽吸针筒无回血后，注入药液，每穴注入 1 mL，然后缓慢拔出，按压针孔，每周 2 次，连续 4 周。

(3) 注意：① 严格无菌操作，避免感染。② 女性经期不宜使用。③ 3 个穴位宜交替选取。

(三) 放血疗法

放血疗法是用三棱针点刺特定的穴位，并挤出血液的一种治疗方法。具有调动人体免疫力，去除恶血，活血理气的作用。

（1）取穴：大椎、至阳、耳尖。

（2）方法：用一次性采血针点刺相应穴位表面皮肤，点刺 5～10 点，挤出少许血液。

（3）注意：① 严格无菌操作，避免感染。② 手法宜轻、稳、准、快，不宜刺入过深。

（四）耳穴疗法

耳与经络、脏腑之间关系密切，十二经脉都直接或间接上达于耳，《灵枢·口问》说："耳者，宗脉之所聚也。"耳与心、肝、脾、肺、肾皆有生理功能上的联系。AD 病位在脾、肺、心、肝，故选取耳穴脾、肺、心、肝四穴，以调节脏腑功能，起到健脾祛湿，养血润肤的作用。

（1）选穴：心、肝、脾、肺、风溪、交感、神门、耳中。

（2）方法：患者取舒适体位，由治疗师取一侧耳用 75% 酒精消毒后，将备好的王不留行籽用胶布贴压于相应穴位，每次取单侧耳穴，3 d 后换贴对侧。嘱患儿家长每日按压 3～5 次，每次每穴按压 1～2 min，以有微痛酸麻感为度。

（3）注意：如有耳部肿胀、糜烂、渗液则避免使用。

（五）刮痧疗法

刮痧具有舒筋活络，行气活血的功效。可加速血液循环，疏通脏腑之气、激发经络调节功能，增强皮肤对外邪的抵抗力。

（1）主穴与配穴：主穴取发疹区（无渗出处）、项三带、曲池、肺俞、足三里、大椎。若风湿蕴肤，配合谷、丰隆；若血虚风燥，配血海、三阴交、阴陵泉、曲池、膈俞、郄门。

（2）刮拭方法：刮痧主经为手太阴肺经、足太阴脾经、手少阴心经。先刮拭局部发疹区，再选如下方法：① 先用直线刮法刮拭前臂曲池至合谷，再运用直线重刮法，刮拭下肢阴陵泉至三阴交。② 先用角刮法刮拭颈部大椎，继用点压按揉法刮拭背部肺俞及委中、阴陵泉，最后运用直线刮法刮拭前臂曲池至合谷。③ 急性期，先用放痧法刮拭颈部大椎，继用角刮法刮拭上臂曲池，最后直线重刮法，刮拭下肢阴陵泉至地机；慢性期，先用角刮法刮拭颈部大椎，继用直线刮法刮拭背部肩胛环及下肢部血海至阴陵泉，手臂部穴位采用拍打法，主要穴位包括曲池、外关、合谷、内关及神门，最后用点压按揉法刮拭中脘、天枢。

（3）注意：根据皮肤的不同状态、位置，注意调节按摩刮痧力度，力量适中，由轻到重逐渐加力。应注意避免接触肿胀、糜烂、渗液等皮损。

（六）拔罐疗法

拔罐可造成局部淤血，从而调动人体自我修复功能，以达到通经活络，行气活血，调整阴阳，增强体质的作用，局部走罐以疏经通络止痒，在膀胱经、神阙穴拔罐可"祛瘀生新"，达到通络止痒、振奋阳气之效。拔罐疗法包括坐罐、闪罐、走罐，及结合针灸的刺络拔罐。

（1）心脾积热证：选用刺络拔罐法。穴位取大椎、肺俞、膈俞、心俞等穴位或局部皮损处，交替选择。

（2）心火脾虚证：选用闪罐法。穴位选大椎、心俞、脾俞和局部皮损处。

（3）脾虚湿蕴证：选用坐罐法。穴位选肺俞、膈俞、脾俞、肾俞等。

（4）血虚风燥证：选用坐罐法。穴位选取肺俞、脾俞、肾俞、血海。

注意：① 拔罐时避免烫伤。② 患者需选择适当的体位。③ 根据施术部位大小选择合适的火罐。④ 皮肤有破溃、水肿处不宜拔罐。

（七）揿针

揿针是以特制的小型针具刺入并固定腧穴部位皮内或皮下，进行较长时间埋藏的一种方法，具有行气活血，疏通经络的作用。

（1）取穴：关元、内关。关元是任脉的穴位，属元气之所藏，会足太阴经、足少阴经、足厥阴经和任脉。针刺关元可培土清心火，补肾固本，与照海合用，共奏滋阴补肾之功效。内关属手厥阴心包经之络穴腧穴，为八脉交会穴之一，通阴维脉。针刺内关可清过盛之心火，活血脉以宁心止痒，起调心佐穴之功能。

（2）操作：先用75%酒精棉球消毒穴位，两手各持镊子，将消毒后的揿针分别刺入各穴中，再用0.75 cm见方的胶布固定，使之粘贴牢固。嘱患者每日得闲自行按压各针数次。严重者3 d换贴1次，一般患者5 d换贴1次。

（八）推拿

推拿疗法作为一种非药物的自然疗法，是在人体经络、腧穴处施行补泻手法，达到疏通经络，调整内在脏腑气血功能的作用，从而使皮肤的状态得到改善，促使血液循环，加速细胞新陈代谢。

（1）方法：推拿基本手法根据清心培土法选穴。发作期以清心为原则，清小肠，揉总筋，运内劳宫，沿两侧膀胱经抚背。缓解期以健脾固本为原则，补脾经，揉脾俞，揉中脘；配合摩腹、捏脊，按揉足三里。其他可随皮损以及全身症状进行加减，如皮疹鲜红或丘疹、水疱、渗液明显者，揉小天心，清脾经；皮肤干燥、粗糙、增厚或呈苔藓样变者,加补胃经,揉板门,按揉三阴交。也可根据全身症状辨证加减,如瘙痒剧烈者,上半身皮疹为主加掐曲池,下半身皮疹为主加按揉三阴交、掐风市;烦躁易怒或口舌生疮者,加按、揉、掐、捣小天心,清肝经;便溏、纳呆者,加补大肠,揉脐、上推七节骨及揉板门;大便干结者,加清大肠、退六腑,揉天枢,下推七节骨。其中,足三里、三阴交、曲池等穴位也可用于成人。小儿推拿穴位以 150~200 次/min 为宜,需 5~15 min。根据年龄和病情差异,酌情加减推拿次数和操作时间,一般 7~10 d 为 1 个疗程。

（2）注意：治疗以 12 岁为界,不足 12 岁采用小儿推拿按摩手法,超过 12 岁则选用成人推拿手法。推拿时清洁皮肤,根据皮肤的不同状态、位置,注意调节按摩推拿力度。注意避免接触肿胀、糜烂、渗液等皮损。

大部分的 AD 患者表现为全身皮肤干燥、粗糙、苔藓化,故在刮痧或推拿的过程中应以润肤保湿作为基础治疗,可选择山茶油、橄榄油、保湿润肤的乳液。这样不但可使保湿剂吸收效果更好,起到润肤的作用,而且通过辨证取穴,可扶正祛邪,调节全身脏腑气血。

中医药外治在治疗 AD 中有着独特、迅速的疗效,通过外用膏剂、针灸、熏洗药浴和刺络放血等方法直接刺激患处,调动患者身体功能,不仅能在疾病的治疗中扶正祛邪,更能在 AD 的预防和巩固治疗上发挥作用,做到"未病先防",为中医药外治疗法的临床应用提供更多思路。

参考文献

［1］中华中医药学会皮肤科专业委员会.特应性皮炎中医诊疗方案专家共识[J].中国中西医结合皮肤性病学杂志,2013,12(1)：60-61.

［2］程秋生.皮肤病性病中医洗渍疗法[M].北京：北京科学技术出版社,2003.

［3］熊丽丹,廖峰,毛玉洁.中药洗渍疗法在过敏性皮肤病中的应用[J].中医外治杂志,2014,(2)：42-44.

［4］吴柳,隆红艳.儿童特应性皮炎中医外治进展[J].辽宁中医药大学学报,2016,(3)：82-84.

［5］杨丽君,张晓燕,李云霞.中药浴治疗小儿特应性皮炎 110 例疗效观察及中西医理论探讨[J].中国美容医学,2012,(16)：215.

［6］陈微,曹毅,陶茂灿.特应性皮炎外治进展[J].中医外治杂志,2011,(4)：42-44.

［7］胡爽杨.刘公望教授针药并用治疗异位性皮炎经验[J].上海针灸杂志,2006,(4)：1-2.

［8］ 成沈荣.针刺干预治疗脾虚湿蕴型特应性皮炎的临床研究［D］.广州：广州中医药大学,2014.

［9］ 傅祖伟,傅安.刺络拔罐法治疗特应性皮炎临床观察［J］.新中医,2012,(2)：79-81.

［10］ 林颖,黄楚君,朱海莉.陈达灿教授以中医外治法治疗特应性皮炎经验介绍［J］.新中医,2011,(5)：151-153.

［11］ 杜泽敏,熊述清,官莹玉,等.国医大师禤国维治疗儿童特应性皮炎经验［J］.中医学报,2020,35(1)：95-98.

［12］ 朱珠,潘意,黄盼,等.杨志波治疗特应性皮炎经验［J］.湖南中医杂志,2021,37(5)：53-54.

［13］ 韩珊珊,黄凯凯,陈逴凡,等.欧阳卫权应用经方治疗特应性皮炎经验介绍［J］.新中医,2021,53(9)：205-208.

［14］ 贾金靖,林颖,莫秀梅,等.陈达灿教授辨治特应性皮炎经验撷菁［J］.河北中医,2021,43(1)：21-24.

［15］ 朱慧婷,李伯华,姜春燕,等.燕京赵氏皮科流派后学辨治特应性皮炎经验总结［J］.北京中医药,2019,38(12)：1155-1158.

［16］ 任靖,陆远,刘殿玉,等.汪受传教授从伏风辨治小儿特应性皮炎经验［J］.中医儿科杂志,2020,16(6)：1-3.

［17］ 杨志波,李领娥,刘巧,等.皮肤病中医特色适宜技术操作规范丛书［M］.北京：中国医药科技出版社,2018.

第九章
名医经验与医案精选

第一节　中医名医治疗经验

一、张志礼

张志礼认为 AD 与脾胃功能关系十分密切。婴儿期多因胎中遗热遗毒或幼时饮食失调，胃热积滞，脾失健运，湿热蕴蒸，外感风邪所致。儿童期则因禀赋不耐，脾失健运，湿从内生，郁久化热，湿热相结，郁于肌肤腠理而发病。青年和成年患者由于病情迁延，反复发作，缠绵不愈，致使脾虚血燥，肌肤失养。本病发病与加重多与脾胃功能失调有关，脾虚湿滞为病之本，风湿热邪为病之标。根据"脾欲缓，急食甘以缓之"和"脾苦湿，急食苦以燥之"的理论，应采用健脾消导法治其本，又以清热除湿解毒之品治其标。对久病不愈的成年和青少年患者，应考虑到久病缠绵、脾虚血燥，在健脾消导基础上辅以养血润肤之品。

内治的具体辨治方法如下：① 婴儿期多表现为湿热型，治法为清脾消导，清热除湿，处方为生白术、生枳壳、生薏苡仁、炒莱菔子、焦三仙、焦槟榔、焦栀子、马齿苋、白鲜皮、冬瓜皮、黄芩、大青叶。② 成年期、少年期多见脾虚血燥型，治法为健脾除湿消导，养血润肤止痒，处方为炒白术、炒枳壳、炒薏苡仁、炒莱菔子、厚朴、白鲜皮、苦参、当归、生地黄、赤白芍、首乌藤。要经常想到婴幼儿为纯阳之体，用药时切忌大热大补之品，以免热其热；少儿期久病脾虚，用药时切忌大苦大寒之品，以免伤其阳，致使虚其虚。正如《景岳全书》所云："必其果有实邪,果有火证,则不得不为治标。然治标之法,宜精简轻锐,适当其可,及病则已,毫无犯其正气,斯为高手。但见虚象,便不可妄行攻伐,任意消耗……不知小儿为柔嫩之体,气血未坚,脏腑甚脆,略受伤残,菱谢极易,一剂之谬尚不能堪,而祝其甚乎?"

二、朱仁康

朱仁康认为,临床上应按皮损表现,结合全身症状和舌、脉加以辨证施治,同时应按其风、湿、热三者,孰轻孰重,随证加减。如血热重者,重用生地黄、丹皮、赤芍、紫草凉血清热;湿热重者,重用龙胆草、黄芩、山栀子苦寒清热;渗水多者,重用猪苓、茯苓、泽泻、车前子、六一散淡渗利湿;湿痒,加苦参、白鲜皮、地肤子除湿止痒;风痒,用当归、白蒺藜、苍耳子、豨莶草等祛风止痒。

三、周双印

周双印认为本病发病多为禀赋不足,或因胎毒遗热,脾失健运,复感风、湿、热邪,袭人肌腠而致,病久缠绵不愈,津水外流,或因风盛化燥,后期多致阴虚血燥。辨证分型分为以下三型:① 胎热型(见于婴儿期):皮损好发于面颊部,可见红斑,针尖大小的密集潮红丘疹、丘疱疹,糜烂渗出或结有黄色的痂皮,严重时可波及躯干及四肢等处。患儿常在襁褓中摩擦,烦躁不安,尿赤,大便干结,舌质红,苔薄黄,脉数。治以清热凉血,疏风止痒。方用三心导赤散加味,药用连翘心、栀子心、莲子心各 3 g,玄参、生地黄、车前子、蝉衣、五灵脂各 9 g。② 阴虚型(多见于儿童期):面色晦暗,皮损为丘疹、丘疱疹,部分皮损相互融合,呈浸润肥厚,严重时可有渗出、糜烂、结痂等,皮损色暗,常为局限性,在四肢屈侧、颈部、腕部,尤其是肘窝、腘窝呈对称性分布,舌质淡红,苔少或薄黄,脉细数或细缓。治以滋阴清热,健脾祛湿。方用养阴祛湿润肤汤,药用南北沙参、玉竹、天花粉、生地黄、白鲜皮、荆芥炭各 12 g,薏苡仁、党参、黄芪、赤小豆各 15 g,炒丹皮、茯苓皮、丹参各 10 g。③ 血燥型(多见于成人期):病程日久,皮损干燥肥厚,为苔藓样变或呈干燥性的丘疹,有鳞屑及血痂,主要分布在颈、肘、手、膝等处,自觉痒剧,入夜尤甚,舌质红,苔少或花剥,脉濡细。治以养血润燥。方用当归饮子加丹参、五灵脂各 10 g。大便秘结,加熟大黄、火麻仁;平素喜冷饮,喜酸、咸食者,加麦芽、扁豆、莱菔子;痒重,加钩藤、蝉衣、乌梢蛇;夜寐不安,加合欢皮、灵磁石;渗液多,加防己、猪苓;伴过敏性鼻炎,加用苍耳子散;伴哮喘,加白芥子、白僵蚕。同时配合外治,婴儿期以香油调湿疹散外涂,儿童苍苦五倍汤煎水外洗。

同时周氏认为,AD 所分三型,除各型有各自的特点,也存在着共性。其一,脾肾为本。本病的发生究其脏腑,主要在心、脾、肾,尤以脾、肾更为重要,脾为运化水湿之脏,肾为先天之本,其病机的关键在于一为禀赋不足,二为湿邪内蕴,所以三型的用方都酌加了白术、茯苓、山药、党参、薏苡仁、车前子等滋补脾肾之品,尤其在后期巩固治疗更显得健脾补肾法的重要,否则难收全功,即使病愈,也易复发。其二,每型方中都用了黄芪、丹参、五灵脂。黄芪入脾而主肌肉,入肺而主皮毛且有走表之力,领诸药而速达肌表;丹参一味可功同四物,补血而行血。

四、李林

李林认为,AD 病因多由患者感受风湿热邪,或受尘埃、花粉等物刺激,引动体内湿热蕴郁肌肤,发病急而出现丘疹、水疱,其临床表现为湿热蕴肤证。有的患者由于脾胃虚弱,饮食状况较差,内蕴湿热,缠恋不解,致使病情反复发作,转为慢性,其临床表现为脾胃虚弱证。亦有因湿热久蕴,伤阴耗血,血虚风燥,肌肤失养,使皮损干燥粗糙,呈苔藓状,临床表现为阴伤血燥证。常见证型论治如下。

1. 湿重于热证　多见于婴儿期。患儿肥胖,好发于头面、颈项,或延及其他部位,皮损初起为红斑,边界不清,红斑上有密集的丘疹、丘疱疹、水疱,脂水渗出,渗液干燥结痂,痂皮磨掉或抓脱呈现鲜红糜烂面;伴剧烈瘙痒,哭闹不安,夜卧难眠;舌质红,脉滑数。治宜健脾除湿,清热止痒。方选小儿化湿汤合参苓白术散加减,药用苍术 6 g,白术 6 g,茯苓 10 g,滑石 10 g,泽泻 10 g,黄芩 6 g,陈皮 6 g,炒麦芽 10 g,白鲜皮 10 g。当红斑面积较大,水疱渗液较多时,可加龙胆草、通草、生地黄以加强清热凉血作用,因药苦寒,中病即减;若糜烂面大渗出多,加木通、生地榆;干结后既减,由于搔抓而继发感染出现脓疱,加紫花地丁、败酱草。根据患儿年龄用量要适宜,可分 4 次内服,或频频喂饮,病情基本控制后,可继服小儿化湿汤原方调治 3~5 d。反复发作者,当每次治愈后,可用参苓白术散(成药粉剂)善后调理,巩固疗效。1 岁以上的患儿亦可用香橘丹调治。

2. 热重于湿证　多见于婴儿期。患儿瘦弱,好发于头面、颈项或延及躯干、四肢,皮损以淡红色或暗红色斑片为主,边界不清,纹理粗疏,可见密集小丘疹,无水疱,无明显渗出,表面覆有灰白色鳞屑,有抓痕血痂;伴剧烈瘙痒,眠不安,精神疲惫,饮食减少;舌质淡红,苔薄或根腻,脉沉数。治宜清热祛湿,消风止痒。方选消风导赤散加减,药用生地黄 10 g,金银花 10 g,黄连 6 g,木通 6 g,赤茯苓 10 g,薄荷 3 g,白鲜皮 10 g,生甘草 6 g。若红斑面积大,加丹皮、知母、生石膏;皮损粗疏干燥,加当归、玄参;胃纳呆滞者,加佩兰、藿香;大便干燥者,加大青叶、麻仁。因其中有些药性味苦寒,量宜轻,中病即减。

3. 湿热蕴肤证 见于儿童期及成人期初发病时,皮损以红斑、红疹、水疱或丘疱疹为主,抓破后出现糜烂面,少量渗出,结痂;伴瘙痒剧,便干溲黄;舌质红,苔薄黄,脉滑数。治宜清热利湿。方选消风导赤散(儿童)、龙胆泻肝汤(成人)加减,药用生地黄 15~30 g,黄连 6~10 g,黄芩 6~10 g,木通 4~6 g,茯苓 10~15 g,泽泻 8~12 g,车前子 6~10 g,金银花 6~10 g,白鲜皮 10~15 g,甘草 6~10 g。痒甚者,加珍珠母、磁石;胃纳欠佳者,加藿香、佩兰;大便干者,加大青叶、麻仁。

4. 脾胃虚弱证 见于体质瘦弱者,或患者久病不愈,反复发作,时轻时重,皮损干燥粗糙,覆有鳞屑;或兼有丘疹水疱,糜烂,渗出,自觉瘙痒;伴面色苍白,神疲肢乏,饮食减少,腹胀便溏,瘙痒时轻时重;舌质淡,苔腻,脉细弱或沉滑。治宜健脾除湿。方选健脾除湿汤、除湿胃苓汤加减,药用炒白术 10 g,苍术 10 g,厚朴 10 g,陈皮 10 g,茯苓 12 g,泽泻 12 g,六一散 10 g,猪苓 10 g,白鲜皮 15 g,地肤子 15 g。这种证型的患者当用汤剂治疗,症状基本缓解后,可选用参苓白术散、人参健脾丸等中成药,善后调理。

5. 阴伤血燥证 病程较久,皮损轻度浸润肥厚,部分呈苔藓状,表面干燥粗糙;或见患处为散布的丘疹,略硬,抓痕,血痂多见;伴剧烈瘙痒;舌质暗红少津,苔少,脉弦沉。宜滋阴润燥止痒。方选养血润肤饮、滋阴除湿汤加减,药用当归 10 g,熟地黄 15 g,生地黄 30 g,黄芪 10 g,天冬 10 g,麦冬 10 g,天花粉 10 g,桃仁 10 g,红花 10 g,丹参 10 g,白鲜皮 15 g。一般情况下选用养血润肤饮,若抓破尚有渗水者,选用滋阴除湿汤化裁;若肥厚、苔藓状明显,酌加王不留行、泽兰;痒甚者,酌加皂角刺、代赭石、煅龙骨等。

五、张作舟

张作舟认为 AD 是由先天禀赋不足,复感风湿热邪或过食鱼腥海味辛辣刺激之品,致后天脾胃失调,湿热内生,而诱发本病。在辨证上重视全身与局部的关系;在治疗上采用标本兼顾,扶正祛邪的方法。本病辨证分型为以下几型。

1. 湿热蕴蒸证 多见于小儿,常由禀赋不耐,后天失养,以致脾胃失调,湿从内生,郁久化热,或外受风湿热邪侵扰而发。皮损鲜红,密集红斑粟疹,湿烂浸渍,脂水频泛,浸淫四窜,或结黄痂,小儿以头面部明显,瘙痒难忍,便秘,溲赤;舌质红,苔黄或黄腻,脉弦滑,或滑数或弦数。治宜清热利湿,祛风止痒。小儿用自拟野菊花方或消风导赤散化裁,常用药物有野菊花 10 g,金银花 10 g,黄芩 6 g,车前子 10 g(包),竹叶 6 g,灯心草 3 g,桔梗 6 g,生甘草 6 g。方中野菊花、金银花清头面风热,黄芩清泻肺火,车前子、竹叶、灯心草清热利湿,桔梗载药上行,生甘草调和诸药。小儿服药较难,可数煎浓缩口服。青少年及成人用龙胆泻肝汤加减,药用生地黄 30 g,丹皮 10 g,黄芩 10 g,茯苓 10 g,泽泻 10 g,车前子 15 g(包),地肤子 15 g,白鲜皮 10 g,甘草 10 g。方中生地黄、丹皮、黄芩凉血清热,且利中有补;茯苓、泽泻、车前子、地肤子、白鲜皮利湿清热止痒,而不伤阴;甘草调和诸药。热偏重,加赤芍、龙胆草、苦参以凉血清热;湿偏重,加茵陈利湿清热;小儿纳呆,加焦三仙、陈皮健脾消食;痒甚,加白蒺藜、苍耳子以祛风止痒;渗出多者,用复方黄柏散,香油调涂,或马齿苋 15 g,黄柏 15 g,生地榆 30 g,水煎湿敷。

2. 脾虚湿恋证 多因素体脾胃虚弱,湿从内生或由湿热型发展而来。皮损轻度浸润、肥厚,局限性淡红斑丘疹,抓之有少量渗出,面色萎黄或苍白,食欲不振,大便溏薄或不调,舌淡或体胖有齿痕,苔薄白或腻,脉沉细。治宜健脾利湿,疏风止痒。方选四君子汤或保元汤加减,药用党参 15 g,黄芪 15 g,炒白术 10 g,甘草 10 g,茯苓 10 g,泽泻 10 g,车前子 15 g(包),白鲜皮 15 g,地肤子 10 g,白僵蚕 10 g,秦艽 10 g。方中以党参、黄芪、白术、甘草培补中气,使脾健湿运;茯苓、泽泻、车前子、地肤子、白鲜皮利水渗湿;白僵蚕、秦艽祛风止痒。小儿用量酌减。纳呆,加焦三仙、厚朴以消食导滞;苔黄腻,加黄芩、连翘、苦参以清热除湿;便秘,加酒军以泻虚中之实。

3. 脾虚阴伤证 多见于青少年期及成人期,由上两证迁延而成。病延日久,耗气伤津,脾失健运,顽湿不化,肌肤失养,虚风内生。皮损局限或泛发,可见淡红或灰褐色斑丘疹,浸润肥厚,干燥脱屑,全身皮肤干燥,瘙痒难眠,抓痕累累,纳少,便秘,舌红或有裂纹,苔薄黄或净,脉沉细。治宜健脾滋阴,熄风止痒。方选地黄饮子加减,药用党参 10 g,黄芩 10 g,干生地 30 g,首乌 10 g,白芍 10 g,玄参 10 g,丹参 15 g,秦艽 10 g,白蒺藜 10 g,白鲜皮 10 g,车前子 15 g,泽泻 10 g,甘草 10 g。方中党参、黄芪益气健脾;生地黄、首乌、白芍、玄参滋阴养血润肤;白蒺藜、秦艽、白鲜皮熄风止痒;车前子、泽泻寓补中有利,且不伤阴;丹参养血活血,使气血调和;甘草调和诸药。偏阴虚口干,加麦冬、南北沙参以养阴;血虚有热,加丹皮、槐花以凉血清热;脾虚便溏,加山药、茯苓、扁豆以健脾渗湿;舌质暗红或有瘀点,加赤芍、丹皮以活血消瘀;夜少寐者,加酸枣仁、珍珠母以安神定志;痒甚,加白僵蚕、乌梢蛇、地肤子、威灵仙以祛风止痒。

六、陈妙善

陈妙善认为脾虚是 AD 的根本原因,所以健脾除湿是治疗的关键。临床上虽可见多种证型,但健脾治法需贯彻始终。辨证分型如下。

1. 脾虚湿热证 素体脾虚生湿,复受湿热浸渍,恋于腠理肌肤,气血不和,肤失所养为疾。治以健脾助运,行气散血,清热除湿,祛风止痒。苍术 12 g,厚朴 9 g,茯苓 12 g,山药 15 g,藿香 12 g,苍耳草 18 g,鹿衔草 30 g,当归 9 g,丹参 15 g,川芎 6 g,干地黄 12 g,露蜂房 6 g,生甘草 3 g,煎药汁外洗患处。

2. 血虚风燥证 血虚生风,复受风邪,内外合病,肌肤腠理失养为患。治以健脾养血,祛风通络。党参 9 g,苍术 9 g,山药 12 g,当归 9 g,赤芍 12 g,生地黄 15 g,丹参 12 g,乌梢蛇 12 g,皂角刺 12 g,莪术 12 g,炙甘草 3 g。若痒剧,加钩藤、白鲜皮;若大便干,加酒军、麻仁。

3. 脾肾两亏证 脾肾两亏,卫外不固,风湿浸渍为病。治以健脾益肾,固表卫肤,疏风渗湿。山药 12 g,女贞子 12 g,茯苓 8 g,牡丹皮 9 g,厚朴 9 g,苍术 9 g,防风 9 g,生黄芪 15 g,全当归 9 g,蛇床子 9 g,白花蛇舌草 15 g,蜂房 6 g,苦参 6 g,生甘草 3 g。

七、禤国维

禤国维临证常用自拟小儿 AD 方,在此方基础上视具体情况加减。基础方:北沙参、太子参、白术、茯苓、薏苡仁、生地黄、山药、布渣叶、白鲜皮各 10 g,防风、蝉蜕、紫苏叶、徐长卿、甘草各 5 g。在治疗 5 岁以下小儿时,基础方的药量需减半。方中之君药北沙参,性微寒,味甘、微苦,归肺、胃经,有养阴清肺、益胃生津之效。太子参性平,味甘、苦,补脾益气生津,最适合用在小儿气虚脾胃不振的治疗中。茯苓、薏苡仁、白术健脾渗湿。山药益肾健脾,养阴生津。布渣叶、白鲜皮清热祛湿,白鲜皮亦有祛风解毒之效,可治疗热毒所致的风疮疥癣。生地黄凉血清热,防止热邪入里与血相结,亦能生津。防风、蝉蜕、徐长卿祛风止痒。紫苏有祛风解表之用,使邪有出路。甘草在方中起到调和诸药,缓和药性的作用。禤国维常在基础方上随症加减。若小儿皮肤黄水浸淫较甚,瘙痒较甚,加地肤子,配以黄柏、苦参等加强清热燥湿;若全身皮肤干燥瘙痒,则加麦冬、玄参、乌梅、五味子,与方中原有之防风形成收散之势,兼以生津润燥之功。

八、杨志波

杨志波认为 AD 在发作期多因脾虚兼夹风、湿、热邪所致,临床表现为皮肤潮红,瘙痒剧烈,搔抓后糜烂、渗液,伴神倦、便溏,舌淡,苔薄腻,脉弦滑。辨证为风湿蕴肤证,治宜清热利湿,祛风止痒。脾虚为本,而本病患者常反复发病,病久必留瘀,故宜酌加健脾、活血之品,予以荆防止痒方治疗。该方具有祛风止痒,清热燥湿之功效。处方:荆芥 10 g,防风 10 g,黄芩 6 g,白鲜皮 10 g,白花蛇舌草 10 g,生地黄 10 g,金银花 10 g,赤芍 10 g,山药 15 g,茯苓 15 g,甘草 6 g。临床根据患者年龄、症状等因素酌情加减。

九、欧阳卫权

欧阳卫权认为 AD 慢性期多见皮肤干燥、脱屑、粗糙,若单从皮疹辨证考虑易得出血虚血燥的病机,如一味滋阴养血润燥却往往无效,原因在于未能透过皮疹看本质。如症见烦渴多饮,饮不解渴,小便不利,汗出,恶风,舌体胖大,齿印明显,应考虑水湿久蕴不化导致肌肤不濡而干燥脱屑,宜用五苓散加减。如有热上冲之面部烘热或皮肤扪之灼热、干燥、脱屑、瘙痒,又见舌体胖大、舌淡、苔白润或水滑,口不渴或渴喜热饮,实为水饮内停,阻滞三焦,故津液不能上承,可选苓甘五味姜辛汤加减治疗。

十、陈达灿

陈达灿针对 AD 心火脾虚的病机,创立培土清心方,药物组成:太子参、山药、薏苡仁、连翘、灯心草、淡竹叶、钩藤、生牡蛎、甘草。方中太子参、山药、薏苡仁健脾土,连翘、淡竹叶、灯心草清心火,钩藤祛风止痒,生牡蛎重镇安神止痒,甘草调和诸药。全方共奏培土清心,祛风止痒之功。

陈达灿针对 AD 缠绵较久引起的皮肤干燥、肥厚、苔藓样变,创立经验方三术汤,药物组成:白术、苍术、莪术。方中白术健脾补脾,苍术运脾燥湿,健脾补脾运脾,激活脾气,莪术活血化瘀。三术合用,使脾气健运,血运通畅,达到助养肌肤之效,从根本上缓解了 AD 皮肤干燥的症状。

十一、汪受传

汪受传认为小儿 AD 病程的长期性、反复发作性的临床特点与风邪为患"善行数变,行无定处"的致病特点具有一致性。小儿 AD 病机关键为伏风内潜,湿热内蕴。汪受传以伏风理论为指导,以消风法为主辨治,提出小儿 AD 从急性期和迁延期两期论治。

1. 急性期　病因病机主要是外风侵袭,湿热蕴肤。对于急性期皮损的红斑、丘疹、水疱、渗液等证候特点,方以消风散(《外科正宗》)加减:荆芥 6 g,防风 6 g,蝉蜕 6 g,僵蚕 6 g,牛蒡子 10 g,苍术 10 g,金银花 10 g,板蓝根 12 g,地肤子 10 g,白鲜皮 10 g,乌梢蛇 10 g,牡丹皮 10 g,紫草 10 g,马齿苋 10 g,甘草 3 g。

2. 迁延期　病因病机主要是伏风潜藏,血虚风燥。对于迁延期皮损的苔藓样改变,继发抓痕,躯干、四肢结节性痒疹,面色少华,形体消瘦,眠差,便干等证候特点,方以当归饮子或四物消风饮加减:当归 12 g,生地黄 12 g,赤芍 10 g,川芎 9 g,荆芥 6 g,防风 6 g,蝉蜕 6 g,白蒺藜 10 g,白鲜皮 10 g,薄荷 3 g,柴胡 3 g。

汪受传常用加减变化有:渗液多,滋水淋漓者,加茵陈、苍术、土茯苓、六一散;色红,脓水流溢者,加黄连、黄芩、金银花、败酱草;皮肤粗糙,有鳞屑结痂者,加当归、赤芍、天花粉;瘙痒甚者,加地龙、蜈蚣、白鲜皮;上肢皮疹为主者,加桑枝、桔梗;下肢皮疹为主者,加怀牛膝、木瓜;性情急躁者,加川郁金、香附、焦山栀;口臭者,加广藿香、槟榔、焦山楂;大便秘结者,加枳实、郁李仁、莱菔子。

十二、陈志伟

陈志伟认为在 AD 的外治方面要根据不同年龄、不同部位、不同皮损选取适合的外用药物。如婴幼儿期面部,在急性发作渗出明显时,应选用中药湿敷疗法,可用苦参、白鲜皮、黄柏、地肤子、马齿苋煎煮后冷敷;红斑明显但无明显渗出时,可用中药外洗,外洗后如皮肤较干可适量擦保湿乳液或甘草油;在亚急性期和慢性期皮肤较干燥时,可选用弱效激素如尤卓尔、地奈德结合保湿乳液外擦。躯干部的急性渗出性皮损可选用中药淋洗法,在亚急性期可应用中药泡浴及弱效 TCS 类药物,同时可配合脐疗法。儿童期面部除可应用婴幼儿期药物外还可应用 TCI 类药物,如吡美莫司、0.03% 他克莫司;躯干部可应用中、强效的 TCS 类药物及 TCI 类药物、磷酸二酯酶抑制剂,同时可配合脐疗、药浴。青少年和成人期及老年期面部,多表现为亚急性或慢性皮损,应以 TCI 类药物为主,瘙痒严重时可短期应用弱效 TCS 类药物。躯干部以强效 TCS 类药物为主,逐渐减量过渡到 TCI 类药物、磷酸二酯酶抑制剂,同时可配合中医刮痧、火罐、揿针、中药药浴、熏蒸等多种中医外治疗法。

第二节　医案精选

一、张志礼

佟某,男,16 岁,1997 年 10 月 7 日初诊。

患者四肢起皮疹已 15 年,时重时轻,曾多次治疗。全身皮肤干燥,痒甚,素日心烦,口干,大便干燥,数日一行。面部、颈部的皮肤粗糙,轻度脱屑,口周皮肤淡白有糠状脱屑,四肢伸屈侧均可见皮肤增厚,表面有干性丘疹及散在抓痕血痂。舌质淡,体胖,有齿痕,苔白,脉沉缓。

西医诊断:特应性皮炎。

中医诊断:四弯风。

中医辨证:脾虚血燥,风湿蕴阻,肌肤失养。

治法:健脾消导,养血祛风,除湿止痒。

方药:白术 10 g,枳壳 10 g,焦槟榔 10 g,当归 10 g,赤、白芍各 10 g,首乌藤 30 g,熟大黄 10 g,全瓜蒌 15 g,白鲜皮 30 g,苦参 15 g,防风 10 g。每晚加服扑尔敏 4 mg,局部外用黄连膏,共 14 剂。

二诊,服药后症状明显减轻,大便仍干,隔日一行,面部皮肤稍光滑,四肢皮肤仍粗糙,舌质淡,仍有齿痕,脉沉缓。继服前方去熟大黄、防风,加用炒莱蒇子 10 g,川芎 10 g,再服用 14 剂。三诊,皮肤明显光滑,面部、颈部皮肤基本接近正常,已不痒,饮食、二便正常。家长述患儿的皮肤 1 年余来从未见如此光滑。继续服前方加减调理,巩固疗效。

二、张作舟

杨某,女,19 岁,1986 年 10 月 4 日初诊。

患者面部、躯干反复起皮疹 10 余年。自幼面部、肘窝生粟状丘疱疹,渗出,渐延及躯干、下肢,每于夏季加重。近年来因工作接触石油,病情日益加重。经外用激素类药物,疗效不佳,时重时轻,剧烈瘙痒,伴有口干,纳少,便秘。眼睑、口周、颈部肘窝、腘窝处皮肤可见淡红色斑片,浸润肥厚,干燥脱屑,抓破津出,全身皮肤干燥。舌质红,略胖,苔薄白,脉沉细。

西医诊断:特应性皮炎。

中医诊断:干癣。

中医辨证:脾虚阴伤,化燥生风。

治法:健脾滋阴,熄风止痒。

方药:党参 15 g,黄芪 15 g,玄参 15 g,陈皮 10 g,泽泻 10 g,秦艽 10 g,僵蚕 10 g,甘草 10 g,10 剂。

10 月 14 日二诊,患者瘙痒减轻,皮疹大部消退,口不渴,便调,依前方又进 5 剂。10 月 20 日三诊,皮损基本消退,患处遗有色素沉着,略痒。

三、李林

T 某,女,4 岁,英国黑种人,1991 年 8 月 29 日初诊。

患儿从 4 个月起发病,四肢出现皮疹,伴瘙痒、干燥感,至今已 3 年 4 个月。曾外涂滋润剂药膏治疗。平素对牛奶、猫、狗等过敏,每当接触这些物品或动物时病情加重。其母亲亦患有湿疹。上肢满布大量密集丘疹、丘疱疹,肘窝皮损增厚浸润,腰、腹及臂部也有密集小丘疱疹。舌质红,脉细滑。

西医诊断:特应性湿疹。

中医辨证:湿热内蕴,久郁外发肌肤。

治法:清热凉血,祛湿止痒。

方药:生地黄 20 g,丹皮 10 g,赤芍 6 g,竹叶 10 g,知母 6 g,木通 2 g,滑石 10 g,龙胆草 3 g,桃仁 10 g,当归 10 g,玄参 10 g,龙骨 20 g,白蒺藜 20 g,7 剂。

9月4日二诊,药后皮损无变化,仍有瘙痒及干风,但饮食、二便正常,无其他不良反应。前方无效,考虑用药中祛湿作用不足,清热药选药不佳,故改处方:生地黄20 g,黄芩6 g,栀子6 g,龙胆草4 g,木通3 g,滑石10 g,泽泻10 g,车前子6 g,柴胡6 g,当归10 g,白蒺藜10 g,龙骨20 g,珍珠母20 g。9月11日三诊,连服7剂后,四肢皮疹明显消退,但小腿之斑片仍有轻度浸润,瘙痒减轻。由于本方疗效较好,每周复诊1次均原方照进,每日1剂,连治4周,皮疹基本消退。自10月9日起,每2周复诊1次,每2日1剂,连续治疗4周。此后每3日1剂,连续治疗4周。12月4日四诊,皮损全部消退,自觉症状消失。临床痊愈。予龙胆泻肝丸14袋,每日半袋(3 g),巩固疗效。

四、施慧

王某,女,43岁,1986年4月28日初诊。

患者1周前四肢屈侧及外阴部出现皮疹,搔抓后起红色粟状疹,并有渗出液,瘙痒阵作,心烦口渴,胃纳欠佳,大便干结,小溲黄赤,无服药史。四肢屈侧等部皮肤呈红斑损害,轻度浸润,可见抓痕血痂及渗出液,外阴部位可见少量红斑和丘疱疹,稍有渗出,大腿外侧亦有散在抓痕血痂。舌红苔薄,脉细滑而数。

西医诊断:屈侧湿疹。

中医诊断:四弯风。

中医辨证:心火内炽,湿热挟风。

治法:清热祛风理湿。

方药:消风理湿汤加减,荆芥6 g,王不留行10 g,丹皮6 g,木通10 g,焦柏6 g,生地黄15 g,银花6 g,青黛12 g,紫花地丁12 g,川萆薢10 g,紫草6 g,生甘草5 g,白鲜皮10 g,7剂。

5月12日二诊,药后屈侧、外阴等处皮疹已退,但局部仍有痒感,大便已畅,搔破流水少许,继以养血除湿之剂。予生地黄15 g,丹皮6 g,丹参12 g,川牛膝12 g,焦柏6 g,川萆薢10 g,白鲜皮10 g,苦参6 g,忍冬藤15 g,地肤子10 g,生薏苡仁30 g,防风10 g,当归15 g。共服20剂治愈。

五、禤国维

杨某,女,8岁,2017年12月13日初诊。

反复全身多处干燥脱屑伴瘙痒 2 年余，加重 1 周。患儿 2 年前全身多处干燥性皮疹，脱屑伴瘙痒，以四肢屈侧尤甚，出汗后加重，于某院确诊为 AD，先后予抗组胺药、醋酸泼尼松抗炎抗过敏治疗，外用他克莫司、卡泊三醇等涂擦，疗效不佳。1 周前背部见新起红斑、丘疹，部分融合成片，有糜烂渗出，伴血痂、抓痕，自觉瘙痒加重，严重影响睡眠。患儿平素烦躁好动，家长诉患儿平时易感冒，胃纳差，食欲不佳，眠差，多梦，二便可。舌尖红，苔薄黄，脉数。

西医诊断：特应性皮炎。

中医诊断：四弯风。

中医辨证：心脾积热，风湿热困。

治法：健脾清心，祛风清热除湿。

方药：北沙参、茯神、布渣叶、蝉蜕各 15 g，葛根、百合、薏苡仁、玄参、防风、生地黄、白鲜皮、紫苏叶、地骨皮各 10 g，甘草 5 g，珍珠母 20 g，14 剂。另予盐酸赛庚啶片 1 mg，2 次/d。予消炎止痒霜、复方蛇脂软膏、复方尿素软膏（广东省中医院院内制剂）混合涂擦患处，2～3 次/d。嘱其勿用热水及过度清洁皮肤，建议穿纯棉衣物，忌服辛辣刺激及容易引起过敏的食物，如公鸡、牛羊肉、鹅、鸭、海鱼、菠萝、芒果等。

12 月 27 日二诊，症状明显好转，后背部糜烂渗出减退，背部红斑、丘疹部分消退，躯干、四肢可见散在干燥性皮疹，增厚粗糙呈苔藓样变，瘙痒减轻。家长诉近日患儿经常抓挠头皮，头屑增多，纳眠好转，二便调，舌淡红，苔薄白，脉数。于原方基础上加北沙参至 20 g，易薏苡仁为制地龙 10 g，易地骨皮为地肤子 10 g。外用药加硫黄脂溢洗剂（广东省中医院院内制剂）洗头，加糠酸莫米松乳膏与原外用膏药混合。辅以依巴斯汀 5 mg 白天服用，西替利嗪 5 mg 睡前口服。

2018 年 1 月 17 日三诊，患儿 10 d 前外出遇冷后感冒，现感冒已基本痊愈，感冒期间停药数日，现仍有咳嗽，咯吐黄痰，痰黏难咯，无发热恶寒、鼻塞流涕等症状，双侧大腿外侧皮疹反复瘙痒，皮疹加重，见红斑伴渗出，余皮疹基本同前，纳欠佳，眠可，二便正常，舌红苔薄黄，脉细数。于原方基础上易百合为桔梗 10 g，去地肤子改为前胡 10 g，加川贝 3 g，14 剂。

2 月 23 日四诊，咳嗽咳痰已痊愈，双侧大腿内侧皮疹干燥结痂，皮肤干燥情况明显改善，躯干、四肢丘疹斑块大部分消退，余四肢屈侧少许干燥皮疹，近日已无瘙痒，纳眠可，二便可，舌红，苔薄白，脉细数。原方去桔梗、川贝、前胡，加鱼腥草 5 g，麦冬 10 g，柴胡 5 g，14 剂。停服抗组胺药物，外用药膏改为仅用复方尿素软膏涂敷四肢屈侧。

4 月 4 日五诊，四肢屈侧、躯干仅遗留少许色素沉着，无瘙痒，皮肤干燥情况已明显改善。予原方 7 剂，嘱家长注意患儿的日常调护，停药随访。

按语：当皮损糜烂渗出倾向较严重兼脾胃功能较差时，以健脾祛湿、清热养阴为主，兼予祛风止痒药对止痒，故褟氏初诊时在小儿 AD 方的基础上加葛根解肌清热，玄参、地骨皮养阴清热凉血，茯神、珍珠母以安神。至中期渗出减少，以瘙痒、亚急性皮损或慢性皮损为主时，用药重心就向收湿祛风、养阴健脾方向倾斜，故加地肤子、白鲜皮加强祛风止痒利湿之力。到后期渗出完全消失，以皮损完全干燥、增厚为主要表现时，则是以养阴生津、养血活血为主，着重恢复皮肤的润泽，故常予麦冬、百合、玉竹、北沙参加量加强养阴生津，柴胡以疏通全身气机。

六、陈达灿

王某，男，10 岁，2019 年 8 月 6 日初诊。

全身皮肤干燥伴皮疹反复发作 8 年，加重 2 周。2 周前全身皮肤散在丘疹、斑疹，瘙痒甚，外用药膏（具体不详）后控制。现口周红斑，全身皮肤稍干燥、粗糙，外阴偶有瘙痒，纳眠可，二便调，舌尖红，苔薄白，脉弦细。既往有变应性鼻炎病史。

西医诊断：特应性皮炎。

中医诊断：四弯风。

中医辨证：心火脾虚。

治法：培土清心止痒。

方药：培土清心方加减，太子参 10 g，白术 10 g，薏苡仁 20 g，茯苓 15 g，淡竹叶 10 g，连翘 10 g，栀子 10 g，灯心草 3 g，北沙参 10 g，石斛 10 g，生龙骨 15 g，金银花 10 g，甘草 3 g，14 剂。同时予培土清心颗粒（广东省中医院院内制剂，由太子参、山药、薏苡仁、连翘、灯心草、淡竹叶、钩藤、牡蛎、甘草等中药组成）1 包，2 次/d，冲服。外用复方蛇脂软膏、消炎止痒乳膏（广东省中医院内制剂）、香荷洗液（广东省中医院院内制剂）。嘱患者饮食忌辛辣刺激及鱼腥发物，皮肤干燥处可以使用润肤剂。

8 月 27 日二诊，口周红斑，多处关节处皮肤干燥、粗糙、肥厚，瘙痒减轻，纳眠可,二便调,舌尖红,苔薄白,脉弦细。予太子参 10 g,白术 10 g,薏苡仁 20 g,茯苓 15 g,淡竹叶 10 g,连翘 10 g,栀子 10 g,北沙参 10 g,石斛 10 g,生龙骨 15 g,金银花 10 g,甘草 3 g,槐花炭 10 g,桑白皮 10 g,14 剂。配合培土清心颗粒冲服及复方尿素软膏(广东省中医院院内制剂)外用。

9 月 10 日三诊,全身仍干燥、瘙痒,唇周红斑,阴痒,眠差,二便调,舌尖红,苔薄白,脉弦细。予太子参 10 g,白术 10 g,薏苡仁 20 g,茯苓 15 g,淡竹叶 10 g,连翘 10 g,北沙参 10 g,生龙骨 15 g,金银花 10 g,甘草 3 g,槐花炭 10 g,葛根 10 g,白茅根 10 g,14 剂。配合培土清心颗粒冲服及复方尿素软膏外用。

9 月 24 日四诊,病情缓解,皮疹消退,关节处皮肤稍干,瘙痒缓解,舌尖红,苔薄白,脉弦细。予太子参 10 g,白术 10 g,薏苡仁 20 g,茯苓 15 g,淡竹叶 10 g,连翘 10 g,北沙参 10 g,生龙骨 15 g,金银花 10 g,甘草 3 g,地榆 10 g,葛根 10 g,白茅根 10 g,麦冬 10 g,14 剂。配合培土清心颗粒冲服及复方尿素软膏外用。

10 月 15 日五诊,病情较前明显好转,无明显新发皮疹,瘙痒较前减轻,纳可,眠一般,舌尖红,苔中部稍腻,脉细。予培土清心颗粒冲服,1 包/次,2 次/d,共服 14 剂以巩固疗效。嘱日常生活注意事项,并定期随访。

按语:本例患者 2 岁发病,先天脾胃虚弱,水液运化失司,加之外感风湿热邪,心火亢盛,发为皮肤红斑、丘疹,日久耗伤阴液,导致皮肤干燥。诊断为 AD,心火脾虚证。方用培土清心方加减煎服配合培土清心颗粒以加强健脾清心,祛风止痒润燥功效,香荷外洗液清热燥湿,杀菌止痒,复方蛇脂软膏养阴润燥,消炎止痒乳膏润燥止痒,沐浴后可涂于皮肤干燥处,内外合治。二诊时症状减轻,主要以多处关节皮肤干燥、口周红斑为主,瘙痒减轻,初诊上方减去灯心草,加槐花炭及桑白皮以清热凉血,外用复方尿素软膏润燥止痒。三诊时全身皮肤仍干燥,瘙痒,口周红斑,阴痒,眠差,二便调,二诊方减去栀子、石斛、桑白皮,加葛根、白茅根以清热生津,润燥凉血,外用复方尿素软膏以润燥止痒。四诊病情缓解,皮疹消退,关节处皮肤稍干,瘙痒缓解,三诊方减去槐花炭,加地榆、麦冬加强滋阴润燥功效,仍外用复方尿素软膏润燥止痒。五诊时病情明显好转,无新发皮疹,瘙痒不著,继续服用培土清心颗粒巩固疗效。治疗的全过程始终以健脾为枢,根据患者临床症状的改善情况随时调整药物,内外合治,患者痊愈。

七、闵仲生

严某,男,22岁,2011年3月3日初诊。

患者 AD 史 5 年,过敏性鼻炎史 3 年。曾经中西药物内服、外用等治疗,一直未愈,反复发作。刻下:皮疹散在分布于头面、躯干及双下肢屈侧,皮损暗红,可见丘疱疹、水疱,部分皮疹渗出、糜烂,局部皮肤肥厚,瘙痒难忍,腹胀纳差,舌质淡,苔白腻,脉滑。

西医诊断:特应性皮炎。

中医诊断:四弯风。

中医辨证:脾虚湿蕴。

治法:健脾化湿止痒。

方药:小儿化湿汤加减,茯苓 15 g,炒白术 10 g,生薏苡仁 30 g,炒谷芽 10 g,炒麦芽 10 g,徐长卿 15 g,黄芩 10 g,地肤子 15 g,生地黄 12 g,生甘草 6 g,7 剂。外用皮炎洗剂,早、晚各 1 次。

3 月 11 日二诊,患者服药 2 周后就诊,病情有所好转,皮损渗出较前减少,原方继进。3 月 24 日三诊,服药 2 周后就诊,患者自述 1 周前食辛辣之品,病情加重。躯干部散在新发红色皮疹,可见丘疹、抓痕及结痂。原方去炒白术、炒谷芽、炒麦芽,加防风 10 g,地龙 10 g,川连 3 g,金银花 10 g,白花蛇舌草 15 g。外用黄芩油膏(江苏省中医院自制剂,由黄芩、凡士林等组成),2 次/d。4 月 1 日四诊,服药 1 周后就诊,皮疹及瘙痒均好转,黄芩油膏继用。4 月 12 日五诊,服药 2 周后就诊,皮疹颜色明显转暗,无新发皮损,瘙痒不甚,二便调,原方继进。5 月 10 日六诊,服药 4 周后就诊,躯干部及双下肢仅见少量色素沉着及苔藓样变,无瘙痒。

按语:本例患者此病已逾 5 年,常用西医口服抗组胺药,间或中药、外用药治疗,收效甚微,迁延不愈。查见皮损暗红,亦有部分渗出、糜烂,奇痒,腹胀纳差,此乃脾虚湿蕴之象。方中君药为茯苓,配以生薏苡仁、炒白术,均归脾、胃二经,性甘平,可健脾益气除湿;因其腹胀纳差,炒谷芽、炒麦芽可助君药消食健脾;佐以黄芩、地肤子、徐长卿清热除湿止痒,以除湿热之邪;生地黄滋阴清热而不助邪。二诊患者诉病情好转明显,此方效佳。三诊因患者误食辛辣发物,病邪亦有卷土重来之势,且痒甚,故当急则治其标,去健脾益气之品,加入防风、地龙祛风止痒,白花蛇舌草、金银花、川连清热解毒。成人 AD 患者易伴发哮喘、过敏性鼻炎、湿疹等,亦可对异种蛋白过敏,且血清 IgE 值增高,血液中嗜酸性粒细胞增多等。此外,成人 AD 的日常调护也甚为重要,保湿剂的正确运用可起到事半功倍的作用,可以减少疾病的复发,加强药物的功效及减少药物的不良反应等。

八、汪受传

朱某,男,6 个月,2015 年 5 月 9 日初诊。

患儿全身散在皮疹 6 个月。足月顺产,出生后全身多发性皮疹伴灼热、哭闹,至当地医院诊断为"婴儿脂溢性湿疹",中西药并用,多地施治,有效但未治愈,遂来门诊求治。刻下:双面颊部、枕部、肩部等多处片状红斑及鳞屑,脂溢性结痂,有抓痕,小腿腓侧可见弥漫性大量红斑,暂无破溃渗液,精神、营养可,喜哭闹,时时搔抓患处,纳可,寐欠安,二便尚调,舌润,淡红,苔薄腻。现用糠酸莫米松乳膏和除湿止痒软膏外擦患处,并口服泼尼松片 2.5 mg/次,1 次/d。

西医诊断:特应性皮炎。

中医诊断:奶癣。

中医辨证:伏风内潜,湿热泛肤。

治法:消风清热化湿。

方药:苍术 10 g,金银花 10 g,板蓝根 12 g,地肤子 10 g,白鲜皮 10 g,乌梢蛇 10 g,牡丹皮 10 g,紫草 10 g,马齿苋 10 g,甘草 3 g。颗粒剂,5 剂,每剂分 6 份,1 份/次,3 次/d。

5 月 21 日二诊,服上药后头面部肤色由潮红转淡红,鳞屑减轻,结痂减少,患儿搔抓亦减少,精神佳,活泼好动,盗汗,胃纳欠佳,大便稀溏,舌象同前。证属脾气亏虚,伏风内潜,治以健脾益气,消风止汗。予党参 10 g,茯苓 10 g,淮山药 15 g,芡实 15 g,煅龙骨 15 g,煅牡蛎 15 g,苍术 6 g,白术 6 g,生地黄 10 g,地肤子 10 g,白蒺藜 10 g,乌梢蛇 10 g,蝉蜕 6 g,甘草 3 g,14 剂,颗粒剂,服用方法同前。药后随访,家长诉皮疹已愈。

按语:本案患儿初诊时辨证属湿热型,体内蕴湿为本,久郁化热为标。因其渗液滋水不显、皮红不著,湿热相当,用药不可大苦大寒,以祛邪为主,故选苦温甘凉。燥湿健脾之苍术为君药,清热宣透;凉血通窍之金银花、板蓝根、牡丹皮和紫草为臣药;佐以地肤子、白鲜皮、乌梢蛇祛风止痒,盖风药宣发可透郁热,风药宣散可祛水湿。因风之升散可除地之湿泞,即"地上淖泽,风之即干"

（李中梓），故汪氏每治湿热证疾病，必加三五味风药。二诊时，湿邪已去大半，考虑患儿素体脾胃虚弱，运化失健，不耐渗利，故拟健脾益气扶正为主，选祛风散湿诸风药为助，得以收功。

参考文献

［1］安家丰，张芃.张志礼皮肤病医案选萃［M］.北京：人民卫生出版社，1994.

［2］中国中医研究院广安门医院.朱仁康临床经验集［M］.北京：人民卫生出版社，2005.

［3］周双印.辨证治疗异位性湿疹 31 例报告［J］.中医杂志，1989，19（12）：36－38.

［4］李林.实用中医皮肤病学［M］.北京：中医古籍出版社，1998.

［5］刘俐丽.张作舟教授治疗异位性皮炎的经验［J］.光明中医，1988，（1）：34.

［6］刘瓦利，方平.张作舟治疗顽固性湿疹的经验［J］.中级医刊，1995，（1）：47－49.

［7］北京中医医院.赵炳南临床经验集［M］.北京：人民卫生出版社，2006.

［8］周垒，沈毅.皮肤病名家验案精选［M］.北京：人民军医出版社，2011.

［9］施慧.施慧现代中医临床经验集［M］.北京：中国医药科技出版社，1999.

［10］禤国维，范瑞强，陈达灿.中医皮肤科临证精粹：禤国维教授经验集［M］.广州：广东人民出版社，2001.

［11］杨志波，唐雪勇，王畅.当代中医皮肤科临床家丛书［M］.北京：中国医药科技出版社，2017.

第十章
特应性皮炎的饮食疗法

第一节 饮 食 宜 忌

一、适宜饮食

（1）宜吃健脾祛湿的食物。脾为后天之本,全身水谷精微全靠脾胃的运化才能够化生为气血津液,而气血津液可以濡养肌肤使之不会干燥。AD 皮损患者大多肌肤表皮水分丢失导致干燥脱屑,故此类患者需要多食健脾祛湿的食物。

（2）宜吃健胃通便的食物。脾胃湿热,蕴积日久上蒸肌肤,可以使 AD 加重。肺与大肠相为表里,如大便不通,则肺火更旺。保持大便通畅,有利于湿热毒邪的排泄,应该养成每日大便的习惯。所以,要多吃一些具有润肠通便功效的食物。

（3）宜吃清凉祛热食物。AD 患者大多数有内热,应多选用具有清凉祛热、生津润燥作用的食品,如西瓜翠衣、西洋参、黑木耳、芹菜、苦瓜、黄瓜、冬瓜、梨、柚子等。

（4）宜多吃富含维生素 E 的食物。维生素 E 是脂溶性维生素,具有抗氧化、抗自由基的作用,可以预防皮肤角质层增厚,延缓衰老,减轻 AD 的症状。如核桃、杏仁、黄豆、鱼类等食物当中都富含大量维生素 E。

（5）宜多吃富含维生素 A 的食物。如金针菇、芥菜、小白菜、茴香、胡萝卜、菠菜等。维生素 A 能促进上皮细胞的增生,调解皮肤汗腺功能,减少酸性代谢产物对表皮的侵害，改善 AD。

（6）宜多吃富含锌的食物。锌有一定的减轻皮肤角质层细胞脱落和角化的作用。富含锌的食物有猪肉、鱼、木耳、小米、萝卜、白菜等。

（7）多食用富含维生素 C 的食物。如西红柿、菠菜、葡萄、猕猴桃、橘子等。维生素 C 是人体必不可少的维生素，可以促进细胞新陈代谢，支持细胞的营养，使细胞始终处于活跃的状态。

（8）宜吃养血润燥的食物。湿热郁久，耗伤阴血，血虚化燥生风而使肌肤失养，皮肤干燥肥厚。故要多食滋阴养血润燥的食物，如阿胶、红枣、藕、赤小豆、薏米、瘦猪肉等。

二、饮食禁忌

（1）应忌服大补的补品。大补的补品多为热性之品，食用后使人内热加重，热在体内郁久不去，容易诱发和加重 AD。

（2）应少吃高脂的食物。如动物油脂、奶油、芝麻及油炸食品、奶油糕点等。脂肪含量高的食物，能产生大量热量，加重内热，引发 AD。

（3）应少吃甜腻的食物。人体摄入含糖量高的食物后，会使机体新陈代谢旺盛，热量增多，从而使 AD 反复发作。含糖量高的食物包括糖果、巧克力、冰激凌、咖啡、芒果、榴梿等。

（4）应忌食辛辣发物。如辣椒、芥末、牛奶、鸡蛋、虾蟹、韭菜、羊肉、狗肉、桂圆、荔枝、咖啡、酒等。常吃性热食品易导致湿热内生，诱发或加重 AD。

（5）应少吃快餐食品、腌熏食品、零食、可乐、方便面等食品，吃得太多会增加胃肠的负担，导致热量增多，容易引起胃肠积热，造成便秘，从而引发或加重 AD。

第二节　常用食物及功效

在我们国家五千年漫长的饮食文化中，许多食物即药物，它们之间并无绝对的分界线。唐代的《黄帝内经太素》中写道："空腹食之为食物，患者食之为药物。"反映出"药食同源"的思想。药膳即是在此思想下选取药材与食材相配伍而做成的美食,具有保健养生、治病防病等多方面的作用,相比于普通的药物,多用以养身防病,虽见效慢,但重在养与防。下面我们介绍一些日常生活中 AD 患者宜食用的药食物。

1.大枣　为鼠李科植物枣的干燥成熟果实。

［成分］有机酸、生物碱、糖类、维生素类、氨基酸等。

［性味］甘,温。

［应用］补中益气,养血安神。食用前洗净、去核,切片或者整个放入水中浸泡 20 min,然后和粥一起煮,可与薏苡仁、山药、枸杞子等一起熬粥食用。适用于脾虚食少、乏力便溏、脏燥、失眠、气血不足者。

［注意］因大枣含有丰富的糖类,故糖尿病患者少用。

2.苦瓜　为葫芦科植物苦瓜的果实。

［成分］含多种氨基酸、苦瓜苷、果酸等。

［性味］苦,寒。

［应用］清热解毒,健脾消食。取苦瓜 1 个,去瓤,纳入菜叶,再接合,阴干。临用前切碎泡茶或取鲜苦瓜捣烂,开水冲服,每次适量。适用于 AD 伴有糖尿病、便秘以及体型肥胖、五心烦热的患者。

［注意］脾胃虚寒、腹泻、便溏慎用。孕妇 AD 患者应该慎食苦瓜,苦瓜中含有奎宁,使用过量会刺激子宫收缩,严重者造成流产。苦瓜含草酸,经常食用苦瓜会导致人体草酸摄入过度,并导致草酸与体内钙相结合,形成草酸钙结石,使人体吸收钙元素降低。

3.薏苡仁　为禾本科植物薏苡的干燥成熟种仁。

［成分］富含脂肪油、薏苡仁酯、薏苡仁内酯、薏苡仁多糖、氨基酸、维生素 B 等。

［性味］甘、淡,凉。

［应用］利水渗湿,健脾止泻,解毒散结。适用于水肿、脾虚泄泻、食欲差的 AD 患者。

［注意］薏苡仁性微寒、滑利,妊娠期 AD 患者慎用。薏苡仁不容易消化,所以尽量不要多吃,尤其是老人、儿童以及胃寒的人,吃薏米的时候一定要适量,不要多吃。

4.山药　为薯蓣科植物薯蓣的干燥根茎。

［成分］皂苷、黏液质、糖蛋白、甘露聚糖、山药素、胆碱、多巴胺、粗纤维、

果胶、淀粉酶及微量元素等多种成分。

[**性味**] 甘,平。

[**应用**] 补脾养胃,生津益肺。山药去皮清洗干净,为了防止山药氧化变色,把山药切成段泡在水中,然后与其他食物一起煮粥。适用于脾虚、肺虚、肾虚、虚热消渴的 AD 患者。

[**注意**] 山药忌与鲤鱼、甘遂、猪肝、海味、黄瓜、胡萝卜等同食。山药富含维生素 C,猪肝富含铜、铁、锌等微量元素,维生素 C 可破坏这些微量元素金属离子,降低其利用价值。

5. 枸杞子 为茄科植物宁夏枸杞的干燥成熟果实。

[**成分**] 富含枸杞子多糖、胡萝卜素、维生素、生物碱等。

[**性味**] 甘,平。

[**应用**] 滋补肝肾,益精明目。洗净和菊花一起泡茶或和山药、薏苡仁等一起煮粥。

[**注意**] 有发热、炎症和腹泻等症状的患者应慎用。

6. 山楂 为蔷薇科植物山里红或山楂的干燥成熟果实。

[**成分**] 富含黄酮类、熊果酸、山楂酸、脂肪酸、维生素 C 等。

[**性味**] 酸、甘,温。

[**应用**] 健胃消食。洗净,去核,泡茶,或者与蜂蜜、冰糖制成膏一起食用。适用于伴有食积、泻痢腹痛、高脂血症的 AD 患者。

[**注意**] 胃酸分泌过多者慎用。

7. 赤小豆 为豆科植物赤小豆或赤豆的干燥成熟种子。

[**成分**] 含有蛋白质、脂肪、碳水化合物、粗纤维、钙、磷、铁、硫胺素、核黄素以及烟酸等。

[**性味**] 甘、酸,微寒。

[**应用**] 清热解毒,利水消肿。内服煎汤 10～30 g,或入散剂,外用调敷或煎汤洗。

[**注意**] 阴虚津伤者慎用,过量可渗利伤津。

8. 麦芽 为禾本科植物大麦的成熟果实经发芽干燥的炮制加工品。

[**成分**] 富含淀粉酶、催化酶、麦芽糖及大麦芽碱、胆碱、蛋白质、氨基酸、维生素等。

[**性味**] 甘,平。

[应用] 行气消食,健脾开胃。将麦粒用水浸泡后生长出来的幼芽,通常是晒干或低温干燥处理,麦芽可以空腹嚼着吃,也可以直接煮水喝,还可以熬汤。适用于伴有食积的 AD 患者或者产后乳汁淤积、乳房胀痛、肝郁胁痛等的 AD 女性患者。

[注意] 哺乳期妇女不宜食用。

9. 稻芽 为禾本科植物的成熟果实经发芽干燥的炮制加工品。

[成分] 含有淀粉酶、蛋白质、脂肪油、麦芽糖、胆碱、氨基酸等。

[性味] 甘,温。

[应用] 消食和中,健脾开胃。稻芽可以煮水喝,也可以炒着吃。稻芽和麦芽的消食和中作用都很好。焦稻芽可以改善消化和化积滞,适用于食积不消、腹胀、脾胃虚弱的 AD 患者。

[注意] 炒稻芽偏于消食,用于不饥食少;焦稻芽善化积滞,用于积滞不化。

10. 蜂蜜 为蜜蜂科昆虫中华蜜蜂或意大利蜜蜂所酿的蜜。

[成分] 主含糖类、挥发油、有机酸、花粉粒、泛酸、维生素、抑菌素、微量元素等。

[性味] 甘,平。

[应用] 补中,润燥。只需将蜂蜜用适量温开水冲匀即可饮用,但水温不能超过 60℃,否则蜂蜜中的活性物质将失去活性而降低蜂蜜的使用价值。适用于脾虚、肺燥、肠燥便秘的 AD 患者。

[注意] 本品有助湿满中之弊,又能滑肠,故湿阻中满,湿热痰滞,便溏泄泻者慎用。

11. 冬瓜皮 为葫芦科植物冬瓜的干燥外层果皮。

[成分] 含有烟酸、胡萝卜素、葡萄糖、果糖、蔗糖、有机酸及维生素等。

[性味] 甘,凉。

[应用] 利尿消肿,清热解暑。食用冬瓜时,收集削下的外果皮,晒干,可以煎水代茶饮;也可以和薏米一起加入足量清水煮沸制成薏仁冬瓜饮饮用。

[注意] 因营养不良致虚肿者慎用;脾胃虚寒者、肾功能障碍者不宜食用。

12. 阿胶 为马科动物驴的干燥皮或鲜皮经煎煮、浓缩制成的固体胶。

[成分] 主要含骨胶原,经水解后得到多种氨基酸:赖氨酸、精氨酸、色氨酸、谷氨酸等。

［性味］甘,平。

［应用］补血润燥,养阴止血。单味药直接研末冲服,或者置于牛奶或是黄酒中煮,需要一直搅拌,直到阿胶粉融化,然后温服即可,也可和川贝、雪梨混合制成川贝雪梨膏食用。适用于阴虚、血虚风燥的 AD 患者。

［注意］本品滋腻,有碍消化,脾胃虚弱者慎用。

13. 豆腐

［成分］内含蛋白质、脂肪、碳水化合物、粗纤维、钙、磷、铁等微量元素,还包括硫胺素、核黄素、尼克酸等。

［性味］甘,凉。

［应用］泻火解毒,和中益气。适量煮食内服,适量切片外用贴敷。

［注意］因豆腐中含较多嘌呤,故痛风者慎食。

14. 龙眼肉　为无患子科植物龙眼的假种皮。

［成分］富含葡萄糖、蔗糖等糖类以及蛋白质、脂肪、维生素等。

［性味］甘,温。

［应用］补益心脾,养血安神。洗净,可以泡水喝,起到补气养血的功效。适用于气血不足的 AD 患者。

［注意］湿盛中满或有停饮、痰、火者忌服。

15. 冬虫夏草　为麦角菌科真菌冬虫夏草菌寄生在蝙蝠蛾科昆虫幼虫上的子座和幼虫尸体的干燥复合体。

［成分］主要含蛋白质、氨基酸、脂肪、粗纤维、糖、维生素及微量元素等。

［性味］甘,平。

［应用］补肾益肺,止血化痰。晒干或低温干燥。泡水喝、炖汤、泡酒喝。适用于肾虚、久虚的 AD 患者。

［注意］有表邪者不宜用。

16. 绿豆　为豆科植物绿豆的干燥种子。

［成分］含有蛋白质、脂肪、糖类、胡萝卜素、维生素等。

［性味］甘,寒。

［应用］清热解毒,消暑利水。可用来煮汤、熬粥食用。用于暑热烦渴、水肿及小便不利的 AD 患者。

［注意］脾胃虚寒,肠滑泄泻者忌用。

17. 木瓜　为蔷薇科植物贴梗海棠的干燥近成熟果实。

[**成分**] 富含果酸、熊果酸、苹果酸、枸橼酸及皂苷等。

[**性味**] 酸,温。

[**应用**] 化湿和胃,生津止渴。生吃或煮着吃,也可与银耳和莲子一起煲汤。

[**注意**] 胃酸过多者不宜服用。

18. 石斛　为兰科植物金钗石斛、鼓槌石斛或流苏石斛的栽培品及其同属植物近似种的新鲜或干燥茎。

[**成分**] 主要含石斛碱、石斛酚、毛兰素、毛兰菲等。

[**性味**] 甘,微寒。

[**应用**] 益胃生津,滋阴清热。石斛可以生吃,也可以代茶频饮,鲜榨铁皮石斛汁。适用于热病津伤、胃阴不足、病后虚热不退,肾阴虚,筋骨痿软等 AD 患者。

[**注意**] 温热病不宜早用;本品能助湿,湿热未化燥伤津者忌服。

19. 马齿苋　为马齿苋科一年生肉质草本植物马齿苋的地上部分。

[**成分**] 含有大量去甲肾上腺素、ω-3 脂肪酸、丰富的苹果酸、柠檬酸、谷氨酸、天门冬氨酸、黄体酮以及生物碱等药用成分。

[**性味**] 酸,寒。

[**应用**] 清热解毒,利湿消肿。内服:煎汤 10～15 g,鲜品 30～60 g,或绞汁;外用:适量捣敷,烧灰研末调或煎水洗。适用于 AD 初期伴有渗出的患者。

[**注意**] 脾虚便溏者及孕妇慎服。

第三节　常用食物的配制

一、代茶类

1. 红豆薏米茶

[**成分**] 红豆、薏米、赤小豆、芡实各 10 g。

[**饮用方法**] 将以上材料破壁,布袋包好以沸水冲泡,焖 3～5 min 即可饮用。

2.雪梨芹菜汁

[**成分**] 雪梨 150 g,芹菜 100 g,西红柿 1 个,柠檬半个。

[**饮用方法**] 洗净后一同放入果汁机中搅拌成汁,1 次/d。

3.果菜绿豆饮

[**成分**] 小白菜、芹菜、苦瓜、圆椒、柠檬、苹果、绿豆各适量。

[**饮用方法**] 先将绿豆煮 30 min,滤其汁;将小白菜、芹菜、苦瓜、柿子椒、苹果分别洗净切段或切块,搅汁,调入绿豆汁,滴入柠檬汁,加蜂蜜调味饮用,1~2 次/d。

4.清热去湿茶

[**成分**] 银花 15 g,槐花 10 g,山楂 15 g,扁豆 30 g,藿香 10 g,蒲公英 10 g。

[**饮用方法**] 将上述药材一起放入保温杯中,加入 1 000 mL 的热水冲泡,浸泡约 10 min 后即可饮用。

5.健脾祛湿茶

[**成分**] 白术 10 g,茯苓 10 g,甘草 15 g,枸杞子 15 g,贡菊 15 g。

[**饮用方法**] 将上述药材一起放入保温杯中,加入 1 000 mL 的热水冲泡,浸泡约 10 min 后即可饮用。

6.荷叶凉茶

[**成分**] 荷叶、甘草、白术。

[**饮用方法**] 放入水中,共煮 20 min 左右,去渣取汁,放入少量白糖搅匀,冷却后饮用,可防暑降温。

7.香兰凉茶

[**成分**] 藿香、佩兰、茶叶各 9 g。

[**饮用方法**] 藿香、佩兰洗净,和茶叶一起放茶壶中,用 500 mL 开水冲溶,上盖闷 5 min,加入冰块冷却待饮。

8.五花祛湿茶

[**成分**] 金银花、杭白菊、扁豆花、鸡蛋花、木棉花。

[**饮用方法**] 将上述材料洗净后加入适量水,煎煮 0.5 h 即可饮用。

二、粥羹类

1.杷叶菊花薏仁粥

[**功效**] 清热解毒,利湿化痰。适宜 AD 初起者食用,脾胃虚寒者慎服。

[配料] 枇杷叶 9 g,菊花 6 g,薏苡仁 30 g,粳米 50 g。

[制作] 将枇杷叶、菊花加入 3 碗水中,用小火煎至剩 2 碗水,去渣滓,加入薏苡仁、粳米和适量水,煮成粥。

[用法] 1 剂/d,连服 10 d 为 1 个疗程。

2. 绿豆薏米粥

[功效] 清热利湿。

[配料] 绿豆、薏苡仁、粳米。

[制作] 将食材用清水清洗干净,然后将绿豆、薏苡仁、粳米放入锅中加入适量的清水文火炖 50～60 min,可将冰糖打碎最后混合。

[用法] 1 剂/d,连用 20 d。

3. 茯苓粥

[功效] 健脾祛湿。

[配料] 茯苓、粳米、生姜。

[制作] 将配料清洗干净后,茯苓捣碎成粉末,生姜切丁,先将粳米放入锅中煮成粥状,然后向其中添加茯苓粉、生姜丁,混合均匀即可,也可添加红糖,使口感更佳。

4. 红枣薏米粥

[功效] 健脾利湿,养血润燥。

[配料] 红枣、薏苡仁、茯苓、山楂。

[制作] 将茯苓、薏苡仁、山楂洗净去渣,放入粳米中煮粥,粥成时加入适量白糖食用。

[用法] 1 剂/d,连服 7～10 d。

5. 玉米南瓜羹

[功效] 祛湿养胃。

[配料] 玉米粉、南瓜、薏苡仁。

[制作] 将去皮南瓜块倒入温水中,煮 20 min,南瓜块捞出,压制成泥,将玉米粉倒入水中,搅拌,煮沸后,加入适量糯米粉,倒入南瓜酱,搅拌 0.5 min。

参考文献

[1] 金兑炫.中医药治疗异位性皮炎[J].北京中医,2005,24(6):375-377.

[2] 何丹.脾虚与皮肤机械屏障功能关系的部分试验研究[D].成都:成都中医药大

学,2008.

［3］何荣国,伍绍国,邬运学,等.神经生长因子在 AD 小鼠模型 Th1/Th2 类细胞因子免疫失衡中的作用[J].中国皮肤性病学杂志,2010,24(2)：109 - 111.

［4］唐静,李惠.维生素 D 与皮肤相关性疾病关系的研究进展[J].重庆医学,2016,45(11)：96 - 98.

［5］北京中医医院.赵炳南临床经验集[M].北京：人民卫生出版社,2006.

［6］杨耀华.中西医皮肤病证治大全[M].太原：山西科学技术出版社,2004.

［7］王超颖.吴良霞.肠道菌群与儿童过敏性疾病[J].国际儿科学杂志,2015,42(3)：261 - 264.

［8］欧阳晓勇.皮肤病经方.医案存真[M].北京：中国医药科技出版社,2021.

［9］刘爱民.皮肤病中医诊疗思路与病例分析[M].北京：人民卫生出版社,2016.

第十一章
特应性皮炎研究进展

第一节 病因和发病机制

一、遗传因素

遗传因素在 AD 的发病中起重要作用。除已发现的易感基因外,人白细胞抗原(human leukocyte antigen, HLA)复合体也与 AD 相关,尤其是 DRB1 和 DQB1 等Ⅱ类基因。此外,Ⅰ类基因中的 HLA-G、HLA,Ⅲ类基因中的 HSP70 等也与 AD 的发病紧密相关。Ⅰ类基因中 HLA-G 在 AD 患者真皮中也常呈现高表达,可能发挥减轻过敏性炎症的作用。热应激诱导的 HSP70 可以显著降低 Th2 环境下人角化细胞系(HaCaT)细胞 TSLP 的产生和分泌,在 AD 中有潜在的作用。

二、免疫因素

以往 AD 被认为是由 Th1/Th2 免疫失衡主导,但随着发现越来越多细胞及细胞因子,如 B 淋巴细胞亚群($CD19^+ IL-10^+$ 调节性 B 细胞)、T 淋巴细胞亚群(Th 9、Th 22)和其分泌的细胞因子(IL-9、IL-22)等,新发现的 IL-18、穹窿核糖核酸 2-1 等,被发现参与 AD 的发生发展,对 AD 病因及发病机制的认识也在逐渐深入。

根据 AD 的疾病轻重、发病年龄和人种不同,在其发病中起主导作用的细胞因子也有所差异。研究发现,随着年龄增加,老年 AD 患者炎症模式呈现由

Th2/Th22 向 Th1/Th17 的转化,表现为 Th2 细胞因子下调、Th1 细胞因子上调的趋势:Th2 相关细胞因子如 IL-5、IL-13、趋化因子 CC 基序配体 13(CCL13)、CCL18 和 CCL26 的水平随年龄增加而降低,而 Th1/Th17 相关细胞因子的表达随年龄增加而增加。

Th2 细胞介导的 2 型炎症除了在 AD 急性期发挥主要作用,在疾病的慢性期、非皮损部位也发挥了不可忽视的作用。在 AD 慢性期,树突细胞直接活化 Th2 细胞,分泌大量 IL-4 和 IL-13,造成皮肤角质化,导致皮肤屏障功能障碍,并与 1 型炎症反应共同作用,造成皮肤苔藓化。在 AD 的非皮损区域,环境及过敏原容易造成非皮损区域发生免疫激活,这种激活使微炎症环境形成,导致 T 细胞数量增加、Th2 细胞产生,最终引起 2 型炎症反应。2 型炎症除了调节免疫外,还能通过细胞免疫失调、FLG 表达减少、角质层脂质代谢紊乱、表皮生物菌群失衡引起皮肤屏障功能缺陷;通过 IL-33、TSLP、IL-31、IL-4、IL-13 等 2 型炎症因子直接或间接诱发、加重慢性瘙痒;诱导调节性 T 细胞(regulatory cells,Tregs)重编程为 Th2 样 Treg 等机制,影响 AD 的发病。

(一)细胞及细胞因子

1. CD19+ IL-10+ 调节性 B 细胞 CD19+ IL-10+ 调节性 B 细胞(regulatory cell,Breg)是一种新型的调节性细胞,由其产生细胞因子 IL-10 及 TGF-β1 的不同可分为不同的类型。Breg 主要经由炎症反应诱导产生,通过直接或间接的作用,抑制炎症过度反应引起的组织损伤。研究发现在 AD 患儿中,Breg 的数量要比正常对照组低,血清 IL-10 表达水平也下降,说明 AD 患儿的免疫抑制功能降低了。Breg 能否像 Treg 一样代表独立的调节性细胞以及调节机制仍有待进一步阐明。

2. Th9\IL-9 在转化生长因子-β(transforming growth factor-β,TGF-β)和 IL-4 的共同作用下,初始 CD4+ T 淋巴细胞可以直接转化为 Th9 细胞,共刺激分子,如 CD28 和 OX40 在 TGF-β 和 IL-4 的协同作用下能诱导 Th9 产生增多。

Th9 细胞选择性分泌 IL-9,同时也可分泌 IL-10 和 IL-21。IL-9 可招募肥大细胞,进而诱导瘙痒,同时还能通过驱动炎症递质,促进 T 淋巴细胞的增殖和分泌;增强皮肤趋化性 T 淋巴细胞中 γ 干扰素(IFN-γ)、IL-9、IL-13 和 IL-17 的产生,扩增免疫应答;刺激 AD 皮损中角质形成细胞释放血管内皮生长因子,并加重炎症反应。IL-10是一种抗炎细胞因子,能减少炎症期间的组织损伤。研究发现,与健康人群相比,AD患者血清IL-9水平更高,且与疾病严重程度呈正相关。

3. Th22\IL-22 IL-22主要由Th22细胞产生。研究发现,AD皮损中Th22细胞浸润水平高于正常对照皮肤,循环中Th22细胞和血清IL-22水平与AD疾病严重程度呈正相关。同时,Th22水平也与哮喘、过敏性鼻炎等疾病的严重程度相关。

IL-22受体仅在上皮细胞表达。IL-22能够促进角质形成细胞产生人类β防御素2;通过促进IL-6的分泌抑制表皮分化,引起AD皮损的蛋白炎性反应,造成表皮增生;刺激人类角质形成细胞产生CCL17,并促使T淋巴细胞迁移进入皮肤;下调角质形成细胞中FLG、兜甲蛋白、外皮蛋白的表达,进一步损伤表皮屏障功能;还能上调角质形成细胞中2型细胞因子(TSLP和IL-33),诱导胃泌素释放肽(gastrin-releasing peptide,GRP)的产生。GRP不仅强烈诱导TSLP,而且与IL-22协同增加IL-33和胃泌素释放肽受体的表达。研究还发现,葡萄球菌肠毒素B和屋粉尘螨可以直接刺激IL-22的分泌,加剧AD患者皮肤中的炎症程度。

4. IL-4和IL-13 IL-4和IL-13是Th2炎症的主要作用因子,两者由相邻基因编码并具有共同的受体和信号通路,可通过共同的IL-4Rα、IL-13Rα1异二聚体受体以及下游OVOL1途径、JAK1和JAK3途径等降低表皮FLG、兜甲蛋白及内披蛋白的表达,同时对角质层脂质成分造成负面影响,从而破坏屏障功能。

近期研究还发现,IL-4和IL-13表达的主要组织不同。IL-4主要表达于淋巴结滤泡,而IL-13主要在外周组织中发挥作用,因而两者在AD中的作用机制也有所不同。IL-4除了直接抑制FLG表达外,还能通过上调IL-33间接降低FLG表达;抑制IL-17A对表皮紧密连接的增强作用;破坏表皮屏障渗透性、调节E-钙黏蛋白分布等破坏屏障功能。而IL-13通过骨膜素依赖途径上调角质形成细胞IL-24的表达,独立或协同IL-13下调FLG的表达。

5. IL-18 在变应原或病原体(如房屋粉尘螨以及葡萄球菌肠毒素B)的刺激下,角质形成细胞以及肥大细胞可产生IL-18。在急性AD皮损中,IL-18可不依赖于IL-12刺激嗜碱性粒细胞、肥大细胞以及CD4$^+$T淋巴细胞去产生 Th 2 细胞因子,如 IL-4、IL-13;在慢性 AD 皮损中,IL-12 存在的情况下,IL-18 可刺激 Th1 细胞去产生 IFN-γ。

动物研究发现,IL-1β 可通过增加肥大细胞中 FcεRⅠ介导的信号传导促进 Flgft/ft 小鼠 AD 样炎症反应,这可能是 IL-1β 在 Flgft/ft 小鼠 AD 样皮损的发生中起作用的重要机制。用 IL-18 敲除小鼠经 MC903 诱导 AD 样皮损后,小鼠 AD 样皮炎症状较轻(SCORAD 评分较低)。IL-18 可通过促进皮损部位肥大细胞的聚集,上调皮损部位 IL-4 及促肾上腺皮质素释放激素受体 2 的表达而加重小鼠 AD 皮损症状,证明 IL-18 在 AD 发病中发挥重要作用。有研究发现,从 AD 患儿皮肤的无创取样中测出其角质层中 IL-1β、IL-18 水平显著升高。另有研究发现 IL-18 水平在 AD 患者血清和皮损中均明显高于健康者,且 AD 患者血清 IL-18 水平升高与 IgE 水平及疾病的范围或面积大小呈正相关。

6. 穹窿核糖核酸 2-1　早期研究发现,T 淋巴细胞的免疫失衡在 AD 发病过程中扮演着关键的角色,其中 CD4+T 细胞亚群在介导内源性 AD 中发挥着更为重要的作用,而长的非编码 RNA (lncRNA)作为功能性大分子可充当 T 淋巴细胞过程的调节剂。

穹窿核糖核酸 2-1(vault ribonucleic acid 2-1,VTRNA2-1)作为一种新型的 lncRNA,被认为是先天免疫反应中活化蛋白激酶 R(protein kinase R,PKR)的内源性调节剂,且发现 VTRNA2-1 的表达在人类 CD4+ 激活过程中高度上调 T 细胞。VTRNA2-1 在 AD 患者的 CD4+T 淋巴细胞中呈高表达状态。VTRNA2-1 表达升高可能加重 AD 患者临床症状严重程度。故推测 VTRNA2-1 可能是 T 细胞介导的炎症标志物。其机制可能是通过人类细胞中 PKR 依赖性信号传导和相关细胞因子产生的调节剂,在 AD 病理过程中发挥调控作用。

(二)细胞焦亡

细胞焦亡是一种伴有炎症因子释放的细胞程序性死亡,在动脉粥样硬化、糖尿病肾病、炎症性肠病等多种炎症性疾病的发病和维持中起重要作用。细胞焦亡通路可分为经典途径和非经典途径。经典途径指细胞受病原微生物等刺激时,胞内模式识别受体,如 NOD 样受体(NOD-like receptor,NLR)、黑色素瘤缺乏因子 2(absent in melanoma 2,AIM2)样受体(ALR)等产生应答,通过与半胱天冬氨酸酶 1 前体(pro-caspase-1)连接形成炎症小体,pro-caspase-1 二聚体化后自身激活形成活性的 caspase-1。活化的 caspase-1 一方面对 pro - IL - 1β、pro - IL - 18 加工修饰，使其成为具有活性的 IL - 1β、IL - 18；另一方面，它通过激活 GasderminD 蛋白（GSDMD）引发细胞焦亡；非经典细胞焦亡途径由 caspase4\5\11 触发，人 caspase4\5 或小鼠 caspase11 识别并结合胞内 LPS 后被激活，直接剪切 GSDMD，诱导细胞焦亡。

有报道 AD 患者的角质形成细胞中 AIM2 水平升高，而在皮肤屏障损伤引起的急、慢性皮肤炎症中，皮损部位角质形成细胞中 AIM2 显著增加，且 AIM2 能够诱导 IL - 1β 活化，表明 AIM2 可能起到 AD 皮肤屏障受损时对抗入侵病原体以及维持慢性炎症的作用。

NLRP3 是核苷酸结合寡聚化结构域 NOD 样受体（NLRs）成员之一，NLRP3 分子 C 端识别刺激信号后，N 端与 ASC 结合，招募 pro-caspase-1 形成 NLRP3 炎症小体。尘螨等变应原能诱导表皮角质形成细胞中 NLRP3 炎性小体激活并诱发 caspase-1 的活化，导致胞内 IL - 1β、IL - 18 的成熟与释放，这可能是尘螨诱发 AD 的关键机制。也有研究发现 NLRP3 和 caspase - 1 在 AD 患者皮肤中的表达水平低于正常皮肤，可能与 Th2 细胞因子的抑制作用相关。因此，NLRP3 炎症小体、caspase - 1 和 AD 的关系仍需要进一步深入研究。

三、瘙痒

AD 患者的瘙痒呈现出显著的昼夜节律性。近期研究表明生物钟与 AD 夜间瘙痒加重密切相关，生物钟基因可通过调控 ST2 受体表达，诱导 IL - 33 活化肥大细胞，使肥大细胞呈现昼夜节律性活化，并释放瘙痒介质，引起夜间瘙痒。而夜间瘙痒所致的睡眠障碍又会影响生物钟的正常节律，进一步加重病情。

四、微生态

通过高通量测序、宏基因组学技术，人们获得了 AD 和微生物相关联的信息，而随着代谢组学的兴起，微生物的研究从"描述"向"功能机制"转化。有对皮肤微生物代谢物进行表征的研究，观察到 AD 患者皮肤表面吲哚 - 3 - 醛（indole-3-aldehyd, eIAId）水平下降，初步揭示了人体皮肤微生物色氨酸代谢物在 AD 发病机制中发挥了关键的作用。除了基因组学、代谢组学，细菌的分离培养技术仍然是研究病原菌微生物学特性、耐药性、细菌间的相互作用和潜在的致病机制的重要手段。一些高通量的快速鉴定技术，如基质辅助激光解吸电离飞行时间质谱，为对所有培养基生长的菌落进行鉴定提供了可能，从而推动了培养组学概念的出现和发展。有研究对 AD 好发的肘窝部皮肤进行了培养组学的尝试，初步从 26 例健康人的肘窝部皮肤中培养出 20 多个菌属。目前还有少量研究结果表明 AD 与幽门螺旋杆菌感染存在相关性，但结果存在争议。

五、汗液

近期研究发现，AD 患者存在汗腺结构和功能异常，程度从轻到重。分为三种模式，分别为汗腺紧密连接削弱导致的汗液渗漏和不显性发汗减少，真皮峪区代偿性泌汗增加导致的显性发汗增多，慢性皮损区泌汗量失代偿性下降，以及全面性皮肤干燥脆弱，而通过恢复泌汗功能可缓解 AD 瘙痒等症状。研究发现通过毛果芸香碱电离子导入法刺激泌汗能够有效缓解 AD 患者的瘙痒症状。

六、代谢组学

代谢组学旨在测量生物样品中含有底物、中间产物和产物的内源性小分子代谢物，小分子代谢物变化的精确测量反映了生命体系对病理生理刺激或基因修饰的代谢反应。

研究发现儿童 AD 与对照组、内源型和外源型 AD 血浆氨基酸代谢物具有差异。比较 AD 组与对照组发现存在的异常代谢通路有精氨酸和脯氨酸代谢，乙醛酸和二羧酸代谢，丙氨酸、天冬氨酸和谷氨酸代谢；内源型和外源型 AD 组发现存在的异常代谢通路有氨基酰生物合成，组氨酸代谢，丙氨酸、天冬氨酸和谷氨酸代谢，乙醛酸和二羧酸代谢，甘氨酸、丝氨酸和苏氨酸代谢。急性 AD 中，Th2 细胞因子早期占主导地位，而 Th2 诱导精氨酸酶促进尿素和鸟氨酸的产生。但随着疾病进入慢性期，细胞因子向 Th1 平衡倾斜，刺激一氧化氮合酶的活性促进一氧化氮的产生增加，导致精氨酸酶途径受到抑制。研究认为大多数外源型 AD 患者存在 FLG 杂合性突变，而 FLG 基因突变的代谢改变发现组氨酸与其突变相关。目前，这些代谢物与 AD 发病机制的相关性报道较少，有待进一步深入研究。

第二节 诊断与分型

随着生物信息学的兴起，二代测序技术的迅猛发展，人们获得了大量疾病和微生物相关联的信息。有研究通过 16S rRNA 基因扩增子测序，建立了基于 25 个菌属的皮肤健康微生物指数（microbial index of skin health，MISH），用于 AD 患者的诊断和分层，准确率达 83%～95%。缺点则包括无法精确地反映样品中实际的菌群结构，对于人体皮肤关键微生物的鉴别能力差，无法进一步确认到"种"和"株"的水平。对人体皮肤细菌进行定量计数培养，特别是关键微生物的定量计数，可进一步为 AD 诊断和疗效监测提供微生物学依据。有研究分别对健康志愿者和 AD 患者进行定量的微生物培养计数，发现将金黄色葡萄球菌计数大于 100 CFU/cm^2 时作为辅助诊断 AD 的微生物学指标，其灵敏度高达 100%。

由于 AD 患者在年龄、种族、内外源性等方面存在明显异质性，疾病可按照其发病的复杂免疫学机制分为不同的生物学分型。目前常用的生物学分型包括皮损转录组学和血清生物学的检测。常见的分类包括外源性与内源性 AD、儿童与成人 AD、亚洲与欧美 AD。或者根据血清学分为四群：① 高六区域六体征评价（six area, six sign atopic dermatitis，SASSAD）和受累体表面积（body surface area，BSA）及高水平的 PARC、TIMP - 1、sCD14。② 低 SASSAD 和低水平的 IFN - α、TIMP - 1、VEGF。③ 高 SASSAD 及低水平的 IFN - β、IL - 1、表皮细胞因子。④ 低 SASSAD 但高水平的炎症标志物 IL - 1、IL - 4、IL - 13、TSLP。针对 AD 患者的生物学精准分型有助于个体化精准医疗发展，为患者选择最适合、最有效的治疗。

面颈部 AD 的加重经常与日光暴露有关，部分患者表现为光加重现象或光激发试验阳性，因而有研究者提出光敏性 AD（photosensitive atopic dermatitis，PhAD）的概念，认为 PhAD 是 AD 的一种亚型，其基本临床特征主要包括以下三点：① 符合 AD 诊断指标。② 与光暴露部位相一致的典型光敏性皮疹。③ 光激发试验阳性。

第三节　治　疗

一、细菌移植治疗

随着对 AD 微生物组研究的进展,通过细菌移植治疗 AD 的理念逐步进入尝试。增加皮肤菌群多样性以及移植正常的皮肤菌群,有利于疾病的改善和治疗。研究发现黏液玫瑰单胞菌在抑制金黄色葡萄球菌和维护皮肤菌群生态方面具有重要作用,且正常人和 AD 患者中黏液玫瑰单胞菌数量存在差异,通过采用移植健康人黏液玫瑰单胞菌的方法能够成功治疗 AD。在 AD 患者中外用抗菌菌株也可减少金黄色葡萄球菌在皮肤上的定植,其机制可能在于维持 AD 患者表面菌群稳定。

二、盐浴、漂白浴

有部分研究显示,盐浴、漂白浴可作为 AD 患者的辅助治疗方法,除了清洁皮肤,还可减轻患者症状,改善表皮失水状态,具有一定的治疗作用。国内研究发现患儿每次在充满岩盐微颗粒的治疗室内治疗 1 h,连续 3 周,较传统外用激素治疗,能更好地改善患儿的症状,降低 EASI 评分,并且随着时间的延长,效果更佳。其治疗机制可能与氯化钠干盐气溶胶颗粒具有杀菌抑菌、吸附有害物质、改善非特异性免疫反应、补充微量元素等相关。

三、褪黑素

褪黑素是一种调节睡眠和昼夜节律的激素,具有抗氧化、抗炎和免疫调节的特性。研究提示儿童和青少年 AD 患者补充褪黑素可减轻皮损的严重程度,并改善睡眠状况。

四、组胺 H4 受体拮抗剂

第 1 代和第 2 代组胺 H1 受体拮抗剂目前被广泛应用于 AD 患者,然而对改善 AD 的症状和体征均缺乏明显有效的证据。ZPL - 3893787 是一种选择性抗组胺 H4 受体拮抗剂，近期研究发现，与对照组相比，组胺 H4 受体拮抗剂可显著改善 AD 患者的症状（EASI 评分、SCORAD 评分），组胺 H4 受体拮抗剂可作为一种新的治疗选择。

参考文献

［1］孔羽薇.AD 相关细胞因子的研究进展［J］.临床儿科杂志,2019,37(2)：148－152.

［2］Zhou L，Leonard A，Pavel AB，et al. Age-specific changes in the molecular phenotype of patients with moderate-to-severe atopic dermatitis［J］. J Allergy Clin Immunol，2019，144(1)：144－156.

［3］Oetjen LK，Mack MR，Feng J，et al. Sensory neurons co-opt classical immune signaling pathways to mediate chronic itch［J］. Cell，2017，171(1)：217－228, e13.

［4］Ko E，Chehade M. Biological therapies for eosinophilic esophagitis：where do we stand? ［J］. Clin Rev Allergy Immunol，2018，55(2)：205－216.

［5］Noval Rivas M，Burton OT，Wise P，et al. Regulatory T cell reprogramming toward a Th2－cell-like lineage impairs oral tolerance and promotes food allergy ［J］. Immunity，2015，42(3)：512－523.

［6］Furue K，Ito T，Tsuji G，et al. The IL－13－OVOL1－FLG axis in atopic dermatitis ［J］. Immunology，2019，158(4)：281－286.

［7］Brewer MG，Yoshida T，Kuo FI，et al. Antagonistic effects of IL－4 on IL－17A-mediated enhancement of epidermal tight junction function［J］. Int J Mol Sci，2019，20(17)：4070.

［8］Mitamura Y，Nunomura S，Nanri Y，et al. The IL－13/periostin/ IL－24 pathway causes epidermal barrier dysfunction in allergic skin inflammation ［J］. Allergy，2018，73(9)：1881－1891.

［9］万梦婕,王薇,范秀红.VTRNA2－1 在 AD 患者外周血 T 淋巴细胞中的表达分析［J］.河北医学,2021,27(12)：1987－1991.

［10］朱晨曦,姚志荣.朗格汉斯细胞在 AD 免疫机制和治疗中的作用［J］.中国麻风皮肤病杂志,2020,36(10)：631－635.

［11］周淑华,高昱,杨磊,等.特应性皮炎与 HLA－DRB1 DQB1 基因的相关性研究［J］.中国皮肤性病学杂志,2005,19(5)：267－268,285.

［12］Margolis DJ，Mitra N，Kim B，et al. Association of HLA－DRB1 genetic variants with the persistence of atopic dermatitis ［J］. Hum Immunol，2015，76 (8)：571－577.

[13] 束敏,刘枫,赵佳佳,等.AD 伴发非过敏相关疾病的研究进展[J].皮肤病与性病,2020,42(4):496-498.

[14] 王怡沁,马欣,王东明,等.AD 夜间瘙痒与 CLOCK/BMAL1 时辰过敏机制相关性的研究进展[J].中国医药导报,2021,18(11):33-36.

[15] Yu JL, Luo Y, Zhu ZL, et al. A tryptophan metabolite of the skin microbiota attenuates inflammation in patients with atopic dermatitis through the aryl hydrocarbon receptor [J]. J Allergy Clin Immunol, 2019, 143 (6): 2108-2119, e2112.

[16] Myles IA, Williams KW, Reckhow JD, et al. Transplantation of human skin microbiota in models of atopic dermatitis [J]. JCI In-sight, 2016, 1 (10): e86955.

[17] Myles IA, Earland NJ, Anderson ED, et al. First-in-human topical microbiome transplantation with Roseomonas mucosa for atopic dermatitis [J]. JCI Insight, 2018, 3(9): 122-134.

[18] 黄琼霄,田歆,何素玲,等.AD 泌汗异常的相关机制研究进展[J].中国实验诊断学,2021,25(7):1096-1099.

[19] Shimoda-Komatsu Y, Sato Y, Yamazaki Y, et al. A novel method to assess the potential role of sweating abnormalities in the pathogenesis of atopic dermatitis [J]. Exp Dermatol, 2018, 27(4): 386-392.

[20] Nattkemper LA, Lee HG, Valdes-Rodriguez R, et al. Cholinergic induction of perspiration attenuates nonhistaminergic pruritus in the skin of patients with atopic dermatitis and healthy controls [J]. Br J Dermatol, 2015, 173(1): 282-284.

[21] 段函,李东宁,王莉丽,等.儿童 AD 急性发作期的血浆氨基酸代谢分析[J].中国皮肤性病学杂志,2022,36(3):283-289+294.

[22] Sun Z, Huang S, Zhu PF, et al. A microbiome-based index for assessing skin health and treatment effects for atopic dermatitis in children [J]. Systems, 2019, 4(4): e00293-19.

[23] Ellenbogen E, Wesselmann U, Hofmann SC, et al. Photosensitive atopic dermatitis-a neglected subset: clinical, laboratory, histological and photobiological workup[J]. J Eur Acad Dermatol Venereol, 2016, 30(2): 270-275.

[24] Lee NR, Lee HJ, Yoon NY, et al. Application of topical acids improves atopic dermatitis in murine model by enhancement of skin barrier functions regardless of the origin of acids [J]. Ann Dermatol, 2016, 28(6): 690-696.

[25] Yoo J, Choi JY, Lee BY, et al. Therapeutic effects of saline groundwater solution

baths on atopic dermatitis: a pilot study [J]. Evid Based Complement Alternat Med，2020，2020：8303716.

[26] Maarouf M，Shi VY. Bleach for atopic dermatitis [J]. Dermatitis，2018，29（3）：120 - 126.

[27] 徐燕霞，张鸿彦，杨佳鑫，等.岩盐气溶胶疗法治疗儿童 AD 的临床疗效[J].哈尔滨医科大学学报,2021,55(3)：304 - 307.

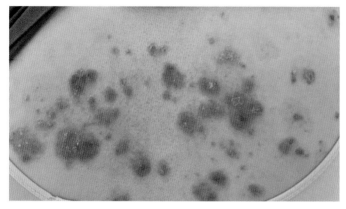

特应性皮炎-背部

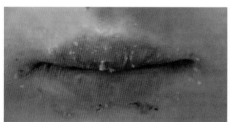 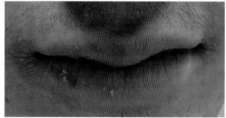

特应性皮炎-唇炎

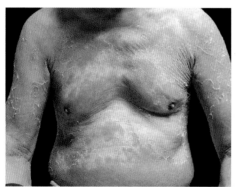 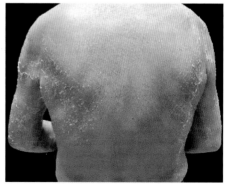

特应性皮炎-红皮病

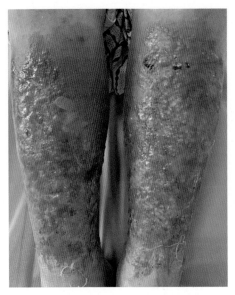

特应性皮炎-急性期皮损

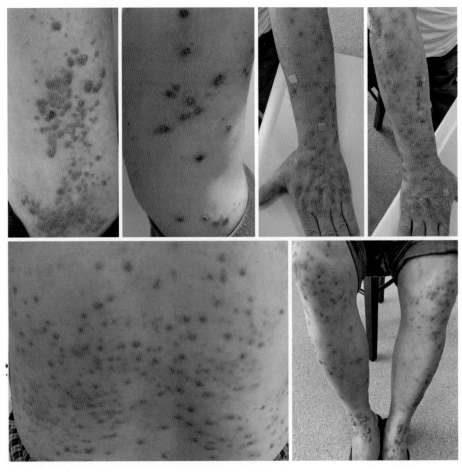

特应性皮炎-结节性痒疹

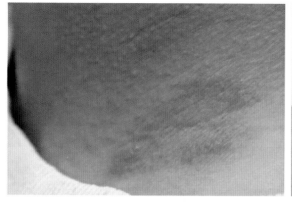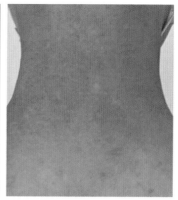

特应性皮炎-颈部皮炎

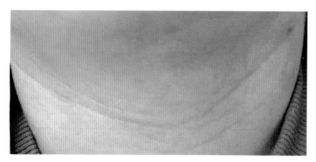

特应性皮炎-颈前皱褶

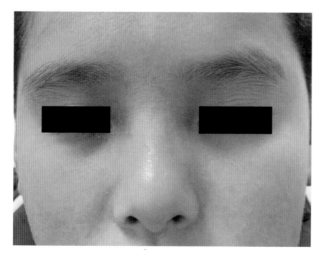

特应性皮炎-眶周黑晕

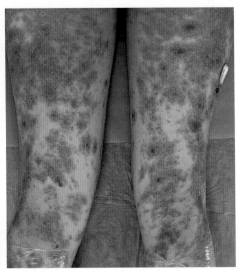

特应性皮炎-慢性期皮损

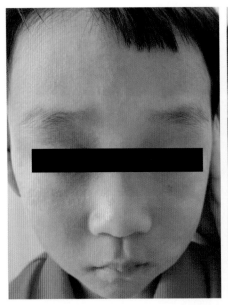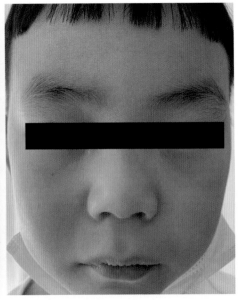

特应性皮炎-面部皮炎

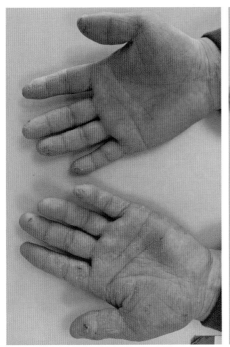
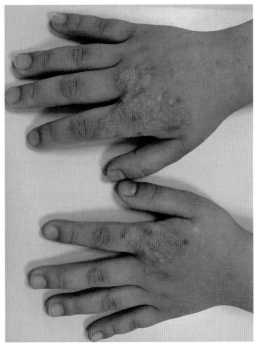
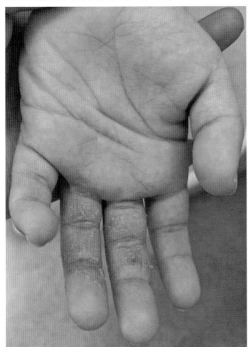
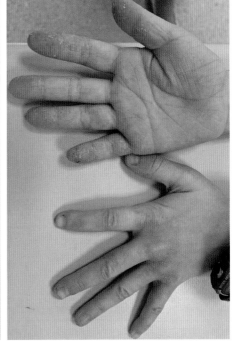

特应性皮炎-手部皮炎

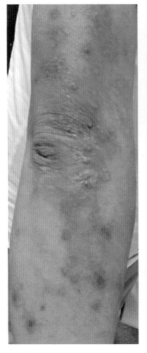
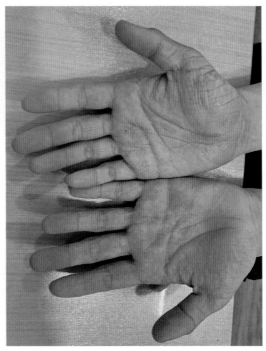

特应性皮炎-手臂皮炎 　　　　　　　特应性皮炎-手掌纹理增多

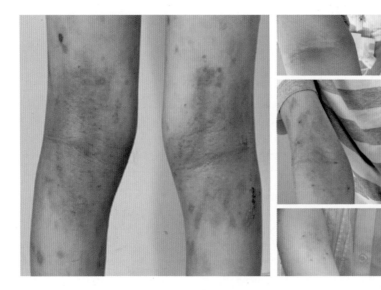

特应性皮炎-四弯风

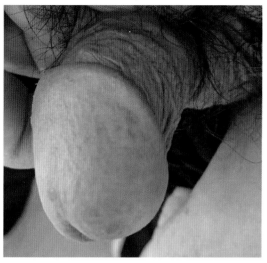

特应性皮炎-外阴皮炎

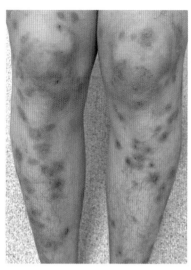

特应性皮炎-下肢皮炎

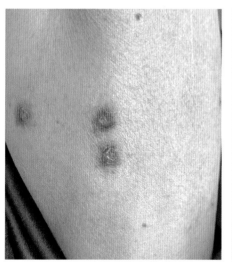

特应性皮炎-亚急性期皮损

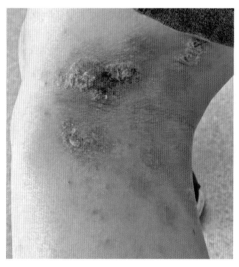

特应性皮炎-亚急性期皮炎

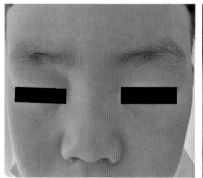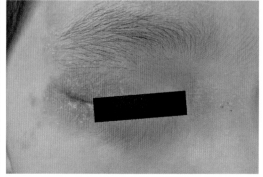

特应性皮炎-眼睑皮炎

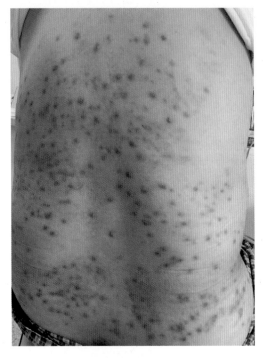

特应性皮炎-腰背部皮炎

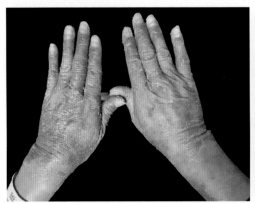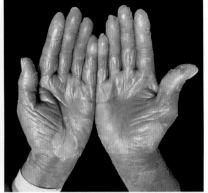

特应性皮炎-掌跖皮炎